全血和成分血
使用标准释义

中国医学科学院输血研究所 ｜ 组织编写

主编｜刘 忠　　副主编｜兰炯采 尹 文

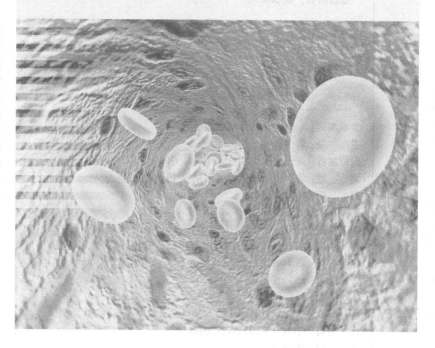

人民卫生出版社

图书在版编目（CIP）数据

全血和成分血使用标准释义 / 中国医学科学院输血研究所组织编写；刘忠主编. —北京：人民卫生出版社，2019

ISBN 978-7-117-28707-4

Ⅰ. ①全…　Ⅱ. ①中…②刘…　Ⅲ. ①血液 - 标准　Ⅳ. ①R322.2-65

中国版本图书馆CIP数据核字（2019）第142806号

全血和成分血使用标准释义

组织编写：中国医学科学院输血研究所
主　　编：刘　忠
出版发行：人民卫生出版社（中继线 010-59780011）
地　　址：北京市朝阳区潘家园南里 19 号
邮　　编：100021
E - mail：pmph @ pmph.com
购书热线：010-59787592　010-59787584　010-65264830
印　　刷：北京盛通商印快线网络科技有限公司
经　　销：新华书店
开　　本：850×1168　1/32　　**印张**：6
字　　数：135 千字
版　　次：2019 年 9 月第 1 版　2023 年 4 月第 1 版第 2 次印刷
标准书号：ISBN 978-7-117-28707-4
定　　价：38.00 元

打击盗版举报电话：**010-59787491　E-mail：WQ @ pmph.com**
（凡属印装质量问题请与本社市场营销中心联系退换）

编 委

白连军（中国医学科学院北京协和医院）

陈　静（河北医科大学第三医院）

陈　青（江苏省血液中心）

陈世彪（南昌大学第一附属医院）

陈唯韫（中国医学科学院北京协和医院）

甘　佳（中国医学科学院北京协和医院）

高广勋（中国人民解放军空军军医大学第一附属医院）

宫济武（北京医院）

桂　嵘（中南大学湘雅三医院）

黄雪原（中南大学湘雅三医院）

纪宏文（中国医学科学院阜外医院）

兰炯采（南方医科大学附属南方医院）

乐爱平（南昌大学第一附属医院）

黎海澜（广西壮族自治区人民医院）

李　玲（中国医学科学院输血研究所）

李喜莹（中国医学科学院肿瘤医院）

刘　忠（中国医学科学院输血研究所）

刘久波（湖北医药学院太和医院）

刘铁梅（吉林大学中日联谊医院）

刘文海（北海市人民医院）

吕　毅（河南大学附属郑州颐和医院）

孟庆宝（深圳市人民医院）

彭　涛（中国人民解放军西部战区总医院）

秦　莉（四川大学华西医院）

宋　宁（中国医学科学院输血研究所）

孙传政（中南大学湘雅三医院）

汪德清（中国人民解放军总医院第一医学中心）

夏　荣（复旦大学附属华山医院）

邢颜超（中国人民解放军新疆军区总医院）

徐　华（陕西省血液中心）

袁　红（四川省人民医院）

尹　文（中国人民解放军空军军医大学第一附属医院）

虞雪融（中国医学科学院北京协和医院）

于　洋（中国人民解放军总医院第一医学中心）

张　婵（云南省第一人民医院）

张　娟（重庆市中医院）

张　琦（复旦大学附属华山医院）

张　荣（河北医科大学第三医院）

张　嵘（中国人民解放军空军军医大学第一附属医院）

张雷英（中国人民解放军总医院第一医学中心）

张印则（深圳大学总医院）

赵国华（中国医学科学院肿瘤医院）

赵树铭（贵黔国际总医院）

郑山根（中国人民解放军中部战区总医院）

周吉成（广西医科大学第一附属医院）

学术秘书：

李晨越　田　雪　孔玉洁　方　鹏　吕启露　何　芮
乔佳佳　陈思恬　龚　丽

序

血液是生命之泉,输血是医疗救治中不可替代的重要手段。1998年中华人民共和国《献血法》的实施标志着我国血液事业进入了法制化的轨道,2000年《临床输血技术规范》的颁布使我国临床输血工作进入到规范化管理阶段。血液事业不断进步,临床用血水平也逐步提升。

近年来,随着现代医学与循证医学的不断发展,临床输血大规模多中心研究也得到了持续推进,*NEJM*、*JAMA*等杂志较为集中地刊出了现代输血医学的新课题、新研究。限制性输血、大量输血、患者血液管理(patient blood management,PBM)等输血医学的新思想、新观点逐渐得到了业界认可。各国临床输血的专家共识、指南、规范、标准也相继出台,临床输血也开始进入标准化时代。在国家卫生行政部门的关心以及国家卫生标准委员会的支持下,中国医学科学院北京协和医院、中国医学科学院阜外医院、中国医学科学院肿瘤医院及中国医学科学院输血研究所联合复旦大学附属华山医院、四川大学附属华西医院等专家团队成立标准编制组,查阅了全球主要国家的临床输血标准、各主要学术团体的临床输血指南、有影响力的专家共识以及重要的学术文献等,并根据我国临床输血的实践,在中国医学科学院医学和健康创新工程的支持下,经过近3年的努力,研制了《全血和成分血使用》卫生行业标准,经国家卫生标准委员会讨论通过。国家卫生健康委员会于2018年9月26日发布,2019年4月1

日起正式实施。

《全血和成分血使用》标准参考了国际临床输血的标准和指南,立足于我国临床输血的实践,引入了目前国际临床输血的新理念、新策略和新方法,将传统的以内外科分类指导临床用血更新为"活动性出血"和"血流动力学稳定"的分类方式,增加了非适应证等相关内容,将循证医学的总体要求与个体化输注的精准要求相结合,以患者为中心,从而减少不必要输血,降低医疗成本。

为进一步提高业内对《全血和成分血使用》标准的精准理解,促进《全血和成分血使用》标准的全面推广和正确使用,编写组联合了更多的临床专家,共同编写了《全血和成分血使用标准释义》。相信本书能够进一步促进临床合理用血,推动我国输血医学不断向前发展。

北京协和医院麻醉科主任
中华医学会麻醉学分会主任委员

2019 年 4 月 1 日

前　言

本标准是根据《中华人民共和国献血法》及《医疗机构临床用血管理办法》制定的卫生行业推荐标准。本标准的起草遵循了 GB/T 1.1—2009 给出的规则。

《中华人民共和国献血法》第十六条:医疗机构临床用血应当制定用血计划,遵循合理、科学的原则,不得浪费和滥用血液。

医疗机构应当积极推行按血液成分针对医疗实际需要输血,具体管理办法由国务院卫生行政部门制定。国家鼓励临床用血新技术的研究和推广。

《医疗机构临床用血管理办法(卫生部令第 85 号)》第二十三条:医疗机构应当积极推行成分输血,保证医疗质量和安全。

本标准的制定遵循以下几项原则:保障临床输血安全有效;保障血液资源有效利用;体现精准医学,强调"个体化治疗";与国际标准接轨,同时符合中国国情。

与我国以往的临床用血相关规定比较,本标准有以下新的思路和特点:

1. 从以血液为关注焦点转变为以患者为关注焦点,从优化患者转归、减少不必要的输血出发,提出以患者为中心的六项临床用血通用原则:不可替代原则、最小剂量原则、个体化输注原则、安全输注原则、合理输注原则和有效输注原则;

2. 将输注指征的总体要求与个体化输注的精准要求相结合；

3. 将传统的以内科、手术及创伤分类方式调整为血流动力学稳定患者和活动性出血患者的分类方式；

4. 增加了特殊人群的输血要求，如婴幼儿、高海拔地区人群等；

5. 增加了"非适应证"内容；

6. 将"冰冻血浆"细分为"普通冰冻血浆"和"去冷沉淀血浆"两种，分别描述其特点及适应证；

7. 新增了单采粒细胞等血液成分的使用要求；

8. 将辐照和去白细胞列为血液的处理方式，统一描述该处理方式的特点和使用方法，不在各血液成分中单独解释；

9. 以血液成分的功能、适应证、常见种类、输注原则、输注指征为导向，使临床输血管理向循证、精准、规范、安全的方向发展。

目 录

1 范 围

本标准规定了全血和成分血的适应证、输注剂量和使用方法。

本标准适用于医疗机构开展临床输血治疗的全过程。

【释义】本条是关于本标准适用范围的要求。

本条是标准的适用范围,指出临床医生制定输血策略时宜遵循本标准判断全血和成分血的适应证,选择最适输注剂量,全血和成分血的使用方法也应按标准执行。因此,本标准适用于医疗机构开展临床输血治疗的全过程。

全血和成分血也可以称为血液制剂,血液制剂应与血液制品严格区分。血液制剂的原料为血液,采用物理方法分离获得需要的血液成分,比如红细胞成分、血小板成分和血浆成分等。血液制品的原料为血浆,属于生物制品范围,采用生物学工艺或分离纯化技术制备的生物活性制品。

2 规范引用文件

下列文件对于本文件的应用是必不可少的。凡是注日期的引用文件,仅注日期的版本适用于本文件。凡是不注日期的引用文件,其最新版本(包括所有的修改单)适用于本文件。

GB 18469 全血及成分血质量要求

WS/T 203 输血医学常用术语

WS/T 433—2013 静脉治疗护理技术操作规范

【释义】本条是关于规范性引用文件的要求。

本条说明最新版本《全血及成分血质量要求》和《输血医学常用术语》适用于本标准;2013 版《静脉治疗护理技术操作规范》适用于本标准,如果《静脉治疗护理技术操作规范》版本更新,则需要评估其变化是否仍适用于本标准。

3 术语和定义

GB 18469 及 WS/T 203 界定的以及下列术语和定义适用于本文件。

【释义】本条是关于标准中术语和定义的解读。

本标准采用了 GB 18469 及 WS/T 203 界定的术语和定义。GB 18469 及 WS/T 203 中未包含的术语和定义见下列内容。

3.1 大量失血（massive blood loss）

24 小时内丢失一个自身血容量（正常成人体重的 7%；儿童体重的 8%~9%）；或 3 小时内丢失 50% 自身血容量；或成人出血速度达到 150ml/min；或出血速度达到 1.5ml/（kg·min）超过 20 分钟；失血导致收缩压低于 90mmHg 或成人心率超过 110 次/min。

【释义】此定义描述了大量失血的判断依据，强调了准确及时发现大量失血的重要性，以及采取有效措施预防失血性休克的必要性。大量失血的治疗目标是预防及纠正患者凝血功能障碍，并维持机体氧供。与大量失血相对应的是大量输血（massive transfusion）：24 小时内输注量约为人体全部的血容量或输注红细胞成分≥20U。

启动大量输血前，必须严格掌握适应证。针对大量失血的输血治疗方案关键在于及时纠正凝血功能障碍,故红细胞应与纠正凝血功能的血液成分同时输注。伴随着大量失血的病理进程,首先表现为凝血因子缺乏,其次是血小板。凝血因子缺乏具有时序性,首先缺乏的是血浆中的其他凝血因子,其次纤维蛋白原也显著降低。

大量输血方案通常采用多种血液成分按比例输注,即红细胞、血浆和血小板按一定比例输注,部分患者可能还需要输注冷沉淀凝血因子。目前有多种常用大量输血方案,尚未形成共识。综合部分国外标准和指南,目前常用的方案有941、961和1比1。941方案指9个单位红细胞、400ml血浆和1个治疗量单采血小板。961方案指9个单位红细胞、600ml血浆和1个治疗量单采血小板。1比1指按人体正常的血液成分比例进行输注。根据患者实际情况可选择不同输血方案。

3.2 普通冰冻血浆(frozen plasma)

冰冻血浆的一种,含有稳定的凝血因子。

【释义】普通冰冻血浆是指不符合新鲜冰冻血浆制备条件时,经全血分离后冰冻保存的血浆,或新鲜冰冻血浆保存期超过1年后即成为普通冰冻血浆,冰冻状态应一直持续到使用之前,有效期为4年(自血液采集之日起)。普通冰冻血浆含有全部的稳定凝血因子,但不稳定凝血因子如V因子和VIII因子等含量较低,主要用于治疗和预防稳定凝血因子缺乏引起的出血或出血倾向。

3.3 去冷沉淀血浆(plasma cryoprecipitate reduced)

冰冻血浆的一种,也称为冷上清,从新鲜冰冻血浆中分离出冷沉淀凝血因子后的血浆。

【释义】去冷沉淀血浆是新鲜冰冻血浆分离冷沉淀凝血因子后所得到的血浆。因此,去冷沉淀血浆中缺乏Ⅷ因子、ⅩⅢ因子、血管性血友病因子(von Willebrand factor,vWF)、纤维蛋白原及纤维结合蛋白等成分,常用于血栓性血小板减少性紫癜(thrombotic thrombocytopenic purpura,TTP)患者的血浆置换等。

4 缩略语

下列缩略语适用于本文件。

【释义】本条是对于标准中缩略语的解读。

4.1 APTT:活化部分凝血活酶时间（activated partial thromboplastin time）

【释义】APTT 是一个敏感且可靠的检查内源凝血系统的筛选试验。广泛用于Ⅻ、Ⅷ、Ⅸ、Ⅺ等内源途径凝血因子缺乏的测定,同时也可用于出血性疾病的初筛诊断以及肝素抗凝治疗的实验室监测等。本标准 6.4.4 将 APTT 作为评估和评价输注血浆成分的指标之一。

4.2 DIC:弥散性血管内凝血（disseminated intravascular coagulation）

【释义】DIC 是由于多种病因所引起的病理生理过程中的一个中间环节,其特点是体内有血小板聚集,凝血酶生成,纤维蛋白在微血管中沉积,形成广泛性微血栓。在此过程中,消耗了大量血小板和凝血因子,出现血小板计数减少和凝血功能减退。同时,通过内源性激活途径发生了继发性纤溶亢进。DIC

常发生于严重感染、严重创伤、广泛性手术、恶性肿瘤、严重产科并发症(羊水栓塞、胎盘早剥等)以及其他疾病。DIC 发生后的某些情况下(患者充分抗凝为前提)可能需要输注血浆成分[1]。

4.3　Hb:血红蛋白(hemoglobin)

【释义】Hb 由珠蛋白和血红素组成,主要功能为运输氧气。Hb 值通常作为红细胞输注的评估和评价指标,但 Hb 水平不能完全代表组织供氧情况,如急性等容性失血液体复苏前的患者,Hb 值可能表现为正常;或大面积烧伤患者血液浓缩期,Hb 值可能高于正常水平。临床医生制定输血策略时不应将 Hb 作为输注红细胞成分的唯一指征,应同时参考患者临床症状、心肺功能、血流量、氧亲和力、组织氧耗等因素。

4.4　Hct:红细胞压积(hematocrit)

【释义】Hct 通常称为红细胞比容,也可简称为 PCV(packed cell volume,PCV),是指在一定条件下,经离心沉淀压紧的红细胞占全血的容积比,是一种间接反映红细胞数量、大小及体积的表示方法。Hct 在本标准 6.2.3 作为悬浮红细胞的特征参数。Hct 也可以作为输注红细胞的评估指标之一。

4.5　INR:国际标准化比值(international normalized ratio)

【释义】INR 是患者凝血酶原时间与正常对照凝血酶原时

间之比的 ISI 次方（ISI：国际敏感度指数，试剂出厂时由厂家标定），是校正凝血活酶试剂差异对凝血酶原时间测得值进行标准化报告的方法。同一份标本在不同的实验室，用不同 ISI 的试剂检测，血浆凝血酶原时间测得值结果差异很大。与 PT 和 APTT 相比，INR 具有更高的可比性。本标准 6.4.4 将 INR 作为评估和评价输注血浆成分的指标之一。

4.6 PT：凝血酶原时间（prothrombin time）

【释义】PT 是指在受检者血浆中加入过量的组织凝血活酶和钙离子，使凝血酶原转化为凝血酶，后者使纤维蛋白原转变为纤维蛋白引起血浆凝固，血浆凝固所需的时间即为凝血酶原时间。PT 可反映 Ⅰ、Ⅱ、Ⅴ、Ⅶ、Ⅹ 等凝血因子的活性，是评估机体外源性凝血途径最常用的筛选实验。本标准 6.4.4 将 PT 作为输注血浆成分的评估和评价指标之一。

4.7 SCID：严重联合免疫缺陷（severe combined immune deficiency）

【释义】SCID 即严重型联合免疫缺陷病，又称严重联合免疫缺陷综合征，是一组比较罕见的性连锁（X-linked）或常染色体隐性遗传（autosomal recessive inheritance，AR）病，有严重的免疫系统缺陷。SCID 以细胞免疫和体液免疫联合缺陷为特点，患者不能合成免疫球蛋白，且细胞免疫功能几乎完全缺乏，出生 6 个月后血清免疫球蛋白总量常低于 250mg/L，预后较差。出生后 1~2 个月内即发病，在婴幼儿期内多因无法控制的反复感染

而致命,常在 2 岁内死亡。本标准 6.8 介绍了辐照血液在 SCID
患者中的应用策略。

4.8 TACO:输血相关循环超负荷(transfusion associated circulatory overload)

【释义】TACO 指输血量过多或输血速度过快而引起的充
血性心力衰竭和肺水肿,患者于输血中或输血停止后 6 小时内
出现急性呼吸窘迫、脑钠肽升高、中心静脉压升高、左心衰、液体
超负荷、肺水肿等症状或体征。多见于婴幼儿和老年患者及肾
功能不全、心肺功能障碍以及慢性严重贫血患者等。输血相关
循环超负荷是本标准释义介绍的主要输血不良反应类型之一[1]
(详见 7 输血不良反应)。

4.9 TA-GVHD:输血相关移植物抗宿主病(transfusion associated graft-versus-host disease)

【释义】TA-GVHD 是一种罕见且死亡率极高的输血并发
症,指全血和成分血中具备免疫应答功能的同种异体淋巴细胞
(主要是 T 淋巴细胞)经输血进入受血者体内后迁移、增殖,进
而引起严重攻击并破坏宿主体内细胞和组织的免疫反应。本标
准释义 6.8 介绍应使用辐照血液成分预防 TA-GVHD 的发生(详
见 7 输血不良反应)。

4.10 TRALI:输血相关急性肺损伤(transfusion related acute lung injury)

【释义】TRALI 指患者输血过程中或输血结束后 6 小时内出现新发的以低氧血症和急性非心源性肺水肿为主要表现的临床综合征。可伴有剧烈寒战、心动过速、发热或低体温、低血压、高血压以及一过性白细胞减少等,影像学检查可见双侧肺部浸润。TRALI 起病急、病情重、病死率高,已成为输血导致死亡的主要原因之一,其中主要原因可能是由人类组织相容性抗原(human leukocyte antigen,HLA)抗体或人类粒细胞抗原(human neutrophil antigen,HNA)抗体诱发。此外,血液成分在存储过程中积累的细胞衍生物质也可能引起 TRALI。由于多次妊娠的妇女血中存在 HLA 抗体的概率较高,输注来源于有妊娠史的女性献血员的血液时,患者发生 TRALI 的概率增加。输血相关急性肺损伤是本标准释义介绍的主要输血不良反应类型之一[1](详见 7 输血不良反应)。

4.11 TTP:血栓性血小板减少性紫癜(thrombotic thrombocytopenic purpura)

【释义】TTP 是一种严重的弥散性血栓性微血管病,以微血管病性溶血性贫血、血小板聚集消耗性减少,以及微血栓形成造成的肾脏及中枢神经系统等器官损害为特征。本标准释义 6.4.3 介绍了去冷沉淀血浆成分适用于 TTP 患者的输注或血浆置换,并在 6.3.2 提示血小板不适用于 TTP 患者。

4.12　vWF：血管性血友病因子（von Willebrand factor）

【释义】vWF 是一种重要的血浆成分，作为载体具有稳定Ⅷ因子的作用，参与构成Ⅷ因子复合物，且能与血小板相关位点结合，介导血小板的黏附和聚集过程。本标准 6.5.1 介绍了冷沉淀凝血因子中富含 vWF，但冷沉淀凝血因子通常不用作补充vWF，仅在去氨加压素（DDAVP）治疗无效且无Ⅷ因子浓缩制剂可用时用于血管性血友病的治疗。

◆ 参 考 文 献 ◆

[1] AABB, the American Red Cross, American's Blood Centers, and the Armed
　　 Services Blood Program. Circular of information for the use of human blood
　　 and blood components[M]. Bethesda, MD：AABB, 2017.

5 通 则

输血是临床治疗的重要手段。输注红细胞可改善组织缺氧,缓解贫血症状;输注血浆、血小板、冷沉淀等血液成分可有效改善凝血障碍。输血治疗同时也存在风险,有些输血不良反应的发生发展机制仍不明确,临床治疗中虽然采取相关措施,仍然不能避免输血相关不良反应的发生。有报道指出输血也与某些不良预后相关,如增加术后感染率和重症监护室入住时间、增加肿瘤转移风险、引起输血相关免疫抑制等。

为进一步保障输血安全,我国于 2015 年底已经实现了血液核酸检测全覆盖,大幅度缩短了乙型肝炎病毒(hepatitis B virus,HBV)、丙型肝炎病毒(hepatitis C virus,HCV)和人免疫缺陷病毒(human immunodeficiency virus,HIV)检测的"窗口期",降低输血相关感染发生率,但"窗口期"仍然存在;此外,目前已报道的可通过血液传播的其他病原微生物[如人细小病毒 B19、人类嗜 T 细胞病毒(human T-cell lymphotropic virus,HTLV)、EB 病毒(Epstein-Barr virus,EBV)、巨细胞病毒(cytomegalovirus,CMV)、疟疾等]在我国尚未纳入常规检测项目,因此,输血仍有传播相关病原体的风险。

本标准强调以患者为中心,综合多学科治疗手段,维持合适的血红蛋白水平,保证组织氧供,改善凝血功能,减少患者出血。为达到最大限度减少或避免异体血液输注,并提高输血治疗效果,使输血患者得到最优管理的目的,提出了以下六项指导性原则。

5.1　不可替代原则

只有通过输血才能缓解病情和治疗患者疾病时，才考虑输血治疗。

【释义】本条是关于患者病情可采用其他治疗方案缓解时宜避免输血治疗的要求。

临床医生制定输血策略前宜首选其他治疗方案缓解病情或治疗患者疾病，尽可能避免异体血液输注。如药物治疗[补充铁剂、维生素 B_{12}、叶酸、红细胞生成素（erythropoietin，EPO）等]有效的患者不宜输注红细胞；一定水平内的失血通过晶体液和（或）其他胶体液复苏即可缓解患者症状时，无需输注血浆或红细胞；其他治疗方式可有效缓解凝血障碍（如维生素 K、凝血因子浓缩制剂等）时，不建议输注血浆；择期手术患者根据其身体条件可优先选择自体输血等。详细信息见各章节成分血"非适应证"及"输注指征"相关内容。

5.2　最小剂量原则

临床输血剂量应考虑输注可有效缓解病情的最小剂量。

【释义】本条是关于临床输血剂量选择的要求。

临床医生为患者选择输注剂量时应以缓解与输血相关的病情为目的，而非输血后指标达到正常水平。同时，应避免不必要的输血，并减少血液资源浪费。输血治疗前根据患者各项检测指标、病情、治疗或手术方案评估输注后各项指标的预期水平及患者病情缓解程度，申请理想状态下的最小输注剂量，输注后及时评价输注效果,调整输注剂量。详细信息见各章节"输注剂量"相关内容。

如患者所需剂量小于采供血单位或部门可提供的最小规格,则建议发放最小规格的血液成分。

5.3 个体化输注原则

临床医生应针对不同患者的具体病情制定最优输血策略。

【释义】本条是关于实现临床输血治疗个体化的要求。

临床输血治疗个体化使临床输血从"经验输血""循证输血"走向"精准输血"。为利于指导临床医生安全合理地进行输血治疗,制定输血相关标准时应注意避免"一刀切"式的使用指南。临床医生应综合考虑患者的临床症状、代偿能力、治疗手段、疾病状态以及检测指标等情况制定最优输血策略,包括输注时机、血液成分种类、数量、组合方式及输注的先后顺序等。

从输血技术方面来讲,输血科可通过技术手段最大程度的实现供受者的相容性,提高患者个体化输血治疗效果。针对稀有血型或体内存在不规则抗体的患者,尤其是长期输血患者,由临床医生和输血科医生依据患者情况共同制定"长期输血治疗方案",条件允许的情况下为患者筛选最适血液成分,但紧急抢救时应以挽救生命为首要职责,并通过其他治疗方案避免或控制不相合血液输注可能产生的不良反应。

5.4 安全输注原则

输血治疗应以安全为前提,避免对患者造成额外伤害。

【释义】本条是关于临床输血治疗过程中宜优先考虑患者输血安全的要求。

从输血策略制定到临床输注整个过程,医务人员应以输血安全为前提,通过输血缓解病情的同时,应尽量避免对患者造成额外伤害。

输血前严格掌握输血适应证是保障输血安全的前提。如血栓性血小板减少性紫癜(thrombotic thrombocytopenic purpura, TTP)和肝素诱导的血小板减少症及血栓综合征(heparin-induced thrombocytopenia, HIT),由于患者有易发生血栓的风险,不推荐预防性输注血小板,避免因输注血小板促进血栓形成,加重患者病情。但在发生危及生命的出血时或有创操作前可以考虑输注。

输血科为不同需求的患者提供特殊制备的血液成分,可降低输血不良反应发生率,如循环超负荷高风险患者宜选择小剂量血液成分,并减缓输注速度;反复发生非溶血性发热的患者为其选择去白细胞血液成分;血浆蛋白过敏患者宜输注洗涤血液成分等。输血过程中和输血后应有在岗医护人员监测患者状况和生命体征,并及时处理输血反应,保障患者输血安全。

安全输注原则指将患者的利益最大化,在患者面临多种风险时,包括输血造成的风险在内,应优先避免患者已经面临的生命安全风险。输血治疗以安全为前提,并非患者不会面临风险,避免对患者造成额外伤害,也并非确保完全不会对患者造成额外伤害。

5.5 合理输注原则

临床医生应对患者进行输血前评估,严格掌握输血适应证。

【释义】本条是关于临床进行科学合理用血的要求。

严格掌握输血适应证是临床合理用血的关键,合理用血最主要的目的是减少不必要的输血。输血适应证和非适应证并不完全对立,同一患者病情出现变化时输血治疗方案也应因势而变。如多数特发性血小板减少性紫癜(idiopathic thrombocytopenic purpura,ITP)患者应首选激素和丙种球蛋白治疗,不推荐预防性输注血小板,但患者出血危及生命时应及时输注。

输血前检测相关指标(如 Hb 水平、凝血指标、血小板计数、血栓弹力图等)并评估患者状态(症状、临床诊断、对因治疗效果等)是输血治疗的前提。输血前评估并非一劳永逸,多次输血的患者每次输血前需要进行再次评估。

特殊情况下可能无法及时获取相关指标的检测结果,临床医生可依据患者生命体征和临床症状等情况进行输血前评估。

5.6 有效输注原则

临床医生应对患者输血后的效果进行分析,评价输注的有效性,为后续的治疗方案提供依据。

【释义】本条是关于临床输血后进行输注效果评价,进而优化输血策略的指导性原则。

输血后疗效评价的主要目的是评价此次输血策略的有效性和适宜性。有效性是指此次输血是否达到预期效果,适宜性是指此次输血策略是否适合该患者。因此,输血后的疗效评价可以为进一步开展输血治疗、优化制定输血策略提供依据。

输血治疗的有效性评价主要包含两部分内容,其一是观察患者症状改善情况,如贫血患者输注红细胞后头晕、乏力等贫血症状是否缓解;出血患者输注血浆或血小板后出血情况是否改善、止血效果是否明显;严重感染患者输注粒细胞后感染是否得到控制等。其二是检测输血后相关指标,比较指标水平与输血前的差异,如红细胞输注效果评价指标主要包括 Hb 水平、氧分压、血氧饱和度和红细胞计数等,其中 Hb 水平是评价红细胞输注是否有效的常用指标;血浆输注效果评价指标主要包括血浆凝血酶原时间(prothrombin time,PT)、活化部分凝血酶原时间(activated partial thromboplastin time,APTT)、血浆纤维蛋白原(fibrinogen,Fib)测定值、国际标准化比值(international normalized ratio,INR)、血栓弹力图或凝血因子水平等凝血指标;血小板输注效果评价指标主要包括输血后 1 小时和 24 小时血小板计数、校正血小板增加指数(corrected count increment,CCI)和血小板回收率(practical platelet recovery,PPR)等;冷沉淀凝血因子输注效果指标主要包括纤维蛋白原水平和相关凝血因子水平等。输血后效果评价可作为下次输血前评估依据。

输血治疗的适宜性评价主要指多次输血后效果不佳、输注无效或发生严重输血不良反应时,应及时分析查找原因,重新制定适合患者的输血策略。如抗体漏检导致输注红细胞溶血,人类白细胞抗原(human leukocyte antigen,HLA)抗体或人类血小板抗原(human platelet antigen,HPA)抗体、感染、发热、肝脾肿大等引起血小板输注无效等。临床医生宜咨询输血科后重新制定输血治疗方案,避免单纯通过增加输血剂量和输血频率改善输注效果,造成血液资源浪费,延误患者治疗,且增加患者经济负担。

6 全血及成分血的特点和使用方法

6.1 全血

6.1.1 特点

全血制剂的成分与体内循环血液成分基本一致,采集后随着保存期的延长,全血中血小板及不稳定凝血因子逐渐失去生物学活性。目前临床应用较少。

【释义】本条是关于全血特点的解读。

全血是将合格献血者的一定量外周静脉血通过标准的方法采集至血袋内,并与一定量的抗凝剂和保养液混合而成的血液成分。全血成分有三种规格,200ml(容量为 200ml ± 20ml, Hb≥20g)、300ml(容量为 300ml ± 30ml,Hb≥30g)和 400ml(容量为 400ml ± 40ml,Hb≥40g)(不包括血液检测留样的血量和保养液或抗凝剂的量)[1,2](见附录 2)。

全血的成分与体内循环血液成分基本一致,采集后随着保存期的延长,全血中血小板及不稳定凝血因子逐渐失去生物学活性(见表 6.1.1-1)。全血目前在临床使用较少,主要用于制备成分血。

全血储存于 2~6℃,用 ACD-B 和 CPD 血液保存液的全血保存期为 21 天;用 CPDA-1(含腺嘌呤)血液保存液的全血保存期为 35 天。使用其他血液保存液时,按其说明书规定的保存期执行(见附录4)。

表 6.1.1-1 保存过程对全血的影响[3]

pH下降(血液酸性增加)

血浆钾离子浓度增高(细胞外 K^+)

红细胞2,3-二磷酸甘油酸(2,3-DPG)含量逐渐下降

48小时内血小板功能逐渐降低

48小时内凝血因子Ⅷ含量降至参考区间的10%~20%,其他凝血因子如Ⅶ和Ⅸ在保存过程中相对稳定

6.1.2 功能

提高血液携氧能力,增加血容量。

【释义】本条是关于全血功能的解读。

全血保存于冷藏环境下,血小板和粒细胞生理活性逐渐降低,因此,主要功能成分为红细胞和血浆。输注全血可以提高循环血液携氧能力,维持渗透压,保持血容量,并能部分改善凝血障碍。

6.1.3 适应证

适用于大量失血及血液置换的患者。

不适用于符合成分血输注指征的患者;也不宜用于治疗凝血障碍、单纯性扩充血容量、促进伤口愈合或是改善人体状态。

【释义】本条是关于全血适应证的要求。

一、适应证

(1)大量失血:大量失血(急性失血、产后大出血、严重创伤及手术等)可使有效循环血容量迅速减少,导致组织血液灌注

不足。纠正这类患者的首要目标是恢复相对血容量以保证组织灌注,同时补充红细胞以增加血液携氧能力,维持机体氧供/氧耗平衡。回输自体全血不受本指征限制,根据患者血容量决定。

(2)血液置换:全血可用于新生儿溶血病患者的血液置换,有效去除胆红素、抗体及抗体致敏的红细胞。

根据我国现行全血及成分血的制备要求,很难实现在采集后24小时内将异体全血发放至临床使用,因此在正常医疗过程中输注新鲜全血的可能性较低。目前对于需要输注全血的病人一般采用多种血液成分按比例输注的打包输血方案。

二、不适用于输注全血的情况

全血中的白细胞和血小板可能使患者发生同种免疫或其他非溶血性输血不良反应,因此,为避免增加输血不良反应发生的风险,全血不适用于输注成分血可缓解病情的患者,也不宜用于晶体液或胶体液可有效纠正的单纯血容量不足患者。全血成分不应用于促进伤口愈合或是改善人体状态。

随着保存期的延长,全血中大部分血小板及不稳定凝血因子逐渐失去生理活性,不适用于纠正血小板计数减少或功能障碍以及多种凝血因子引起的凝血障碍。

6.1.4 输注原则

按照 ABO 及 RH 同型且交叉配血相合的原则进行输注。

【释义】本条是关于全血输注原则的要求。

全血成分同时包含红细胞和大量血浆,应按照 ABO 和 Rh 同型(D 抗原)且交叉配血相合的原则进行输注。

6.1.5 输注剂量

输注剂量取决于失血量、失血速度、组织缺氧情况等[4]。

【释义】本条是关于全血输注剂量的要求。

输注剂量应当根据患者失血量、失血速度、Hb 水平和组织缺氧情况等综合决定。

─────────● 参 考 文 献 ●─────────

[1] Mark K Fung, Brenda J Grossman, Christopher D Hillyer, et al. Technical Manual[M]. 18th ed. the United States: AABB, 2014: 131.

[2] Mark K Fung, Brenda J Grossman, Christopher D Hillyer, et al. Technical Manual[M]. 18th ed. the United States: AABB, 2014: 148.

[3] Beal R. The Clinical Use of Blood in Medicine, Obstetrics, Paediatrics, Surgery & Anaesthesia, Trauma & Burns[J]. Transfusion, 2010, 43(12): 1769-1770.

[4] Nessen SC, Eastridge BJ, Cronk D, et al. Fresh whole blood use by forward surgical teams in Afghanistan is associated with improved survival compared to component therapywithout platelets[J]. Transfusion, 2013, 53(Suppl): 107S-113S.

6.2 红细胞

红细胞是血液中的一种无核细胞,正常红细胞呈双凹面盘状。红细胞是运送氧气最主要的载体。红细胞成分主要来源是全血采集后经离心分离,也可通过血细胞分离机采集制备。常见红细胞成分包括悬浮红细胞、浓缩红细胞、洗涤红细胞和冰冻解冻去甘油红细胞等。红细胞成分也可通过去白细胞处理为去白细胞红细胞,通过辐照处理成辐照红细胞。

6.2.1 功能

提高血液携氧能力,缓解缺氧引起的临床症状。

【释义】本条是关于红细胞功能的解读。

红细胞内的血红蛋白能可逆性结合氧分子,从氧分压较高的肺泡中摄取氧,并随血液循环将氧气释放到氧分压较低的组织中,从而起到输送氧的作用。输注红细胞成分可通过增加循环血液中的红细胞总量来提高循环血液携氧能力,改善组织供氧。红细胞数量减少(如失血、破坏过多或生成减少等)或功能障碍(如珠蛋白生成障碍性贫血、G6PD缺乏症等)会导致循环血液携氧能力下降,组织供氧不足。

6.2.2 适应证

适用于改善慢性贫血或急性失血导致的缺氧症状,也可用于血液置换,如严重的新生儿溶血病、寄生虫感染(疟疾、巴贝西虫病等)、镰状细胞贫血等。

不适用于药物治疗有效的贫血;也不应作为扩充血容量、促进伤口愈合或是改善人体状态的治疗手段。

【释义】本条是关于红细胞输注适应证的要求。

一、适应证

(1)改善慢性贫血或急性失血导致的缺氧症状:贫血患者常见症状有头晕、乏力、面色苍白,也可见呼吸系统、消化系统症状,如气短或呼吸困难、消化不良等;大量失血患者可能发生危及生命的失血性休克。患者症状严重程度取决于失血速度、贫血程度和机体的代偿能力。输注红细胞可通过增加循环血液中的红细胞数量来提高循环血液的携氧能力,改善组织供氧。

（2）胎儿及新生儿溶血病（hemolytic disease of the fetus and newborn, HDFN）：HDFN 主要指由于母婴血型不合,母亲体内产生针对胎儿血型抗原的同种抗体通过胎盘后,引起胎儿或新生儿发生的免疫性溶血,以 ABO 血型系统和 Rh 血型系统的血型不合最为常见。ABO 血型不合引起的新生儿溶血一般不会在宫内发生症状,通常病症较轻,不需要特殊治疗;RhD 血型不合引起的 HDFN 则症状较为严重,可引起胎儿水肿、严重的新生儿高胆红素血症等;其他血型系统不合也可引起 HDFN。

严重的 HDFN 导致患儿胆红素快速升高,胎儿的肝脏无法及时代谢处理,可能会引起神经系统并发症,发生核黄疸,预后不佳。及时开展血液置换可有效改善 HDFN 导致的缺氧症状,同时去除部分循环血液内的抗体及致敏红细胞,减少进一步溶血的风险,是有效预防严重并发症的治疗手段。

（3）寄生虫感染:常见红细胞内寄生虫感染有疟疾、巴贝西虫病等。

疟疾是由疟原虫引起的虫媒传染病。疟原虫在人体内先后寄生于肝细胞和红细胞内,进行裂体增殖,可引起红细胞破坏增加。疟疾引起的严重贫血是儿童死亡的一个重要原因,在流行地区是儿科输血最常见的原因。恶性疟疾引起的严重贫血患者 Hb 降至一定水平出现缺氧症状时,推荐输注红细胞[1]。也可以采用换血治疗,血液置换不仅可以改善患者组织供氧情况,同时可去除部分疟原虫。

巴贝西虫也是寄生于红细胞内的原虫,巴贝西虫病急性发病时症状与疟疾类似,危重症患者溶血性贫血发展迅速,输血或血液置换可有效缓解患者病情。

(4)镰状细胞贫血:镰状细胞病是血红蛋白病中最常见的疾病。由于镰状血红蛋白(HbS)氧亲和力低,有利于氧气在组织中释放,因此贫血症状常比预期的症状轻。镰状细胞病患者出现严重的急性贫血时应考虑输注红细胞。纯合子型镰状细胞病患者定期输注红细胞可减少镰状细胞危象发生。

镰状细胞病患者输血治疗的目的主要是维持血液循环中正常 HbA 的比例(≥30%),以抑制 HbS 红细胞的产生,减少镰状细胞危象发作频率[1]。与单纯输血相比,血液置换有助于缓解患者长期输血造成的铁超载[2,3]。

二、不适合输注红细胞的情况

药物治疗有效的贫血,通常不宜输注红细胞,如缺铁性贫血通常口服铁剂治疗有效,仅在严重贫血伴有缺氧症状时可考虑输血;巨幼细胞性贫血疾病进程较慢,患者耐受性良好,补充维生素 B_{12} 和叶酸后,几周内 Hb 水平即升高,极少需要输血[1]。

另外不应使用红细胞补充血容量、促进伤口愈合或是改善人体状态,以避免输血为患者带来额外伤害。

6.2.3 红细胞制剂常见种类

红细胞制剂常见种类的特点及适应证见表1。

【释义】本条是关于红细胞成分常见的种类、特点及输注适应证的要求。

表1 红细胞制剂常见种类的特点及适应证(见附录1表1)

品名	特点	适应证
浓缩红细胞	最小限度扩充血容量,减轻受血者循环负荷,并减少血液添加剂对患者的影响	适用于存在循环超负荷高危因素的患者,如充血性心力衰竭患者及婴幼儿患者等
洗涤红细胞	去除了全血中98%以上的血浆,可降低过敏、非溶血性发热反应等输血不良反应	适用于以下患者改善慢性贫血或急性失血引起的缺氧症状: a)对血浆成分过敏的患者; b)IgA缺乏的患者; c)非同型造血干细胞移植的患者; d)高钾血症及肝肾功能障碍的患者; e)新生儿输血、宫内输血及换血等
冰冻解冻去甘油红细胞	冰冻红细胞保存期长;解冻、洗涤过程去除了绝大多数白细胞及血浆	适用于稀有血型患者及有特殊情况患者的自体红细胞保存与使用等
悬浮红细胞	Hct适中(0.50~0.65),输注过程较为流畅	适用于以上患者之外的慢性贫血或急性失血患者

6.2.3.1 浓缩红细胞

浓缩红细胞是指采用特定的方法将采集到多联塑料血袋内的全血中的大部分血浆及白膜层分离出后剩余部分所制成的红细胞成分血,Hct约为0.65~0.80,黏度较高,输注时所需时间相对较长。

浓缩红细胞来源于200ml全血时,容量约为120ml±12ml,

Hb 含量≥20g；来源于 300ml 全血时，容量约为 180ml±18ml，Hb 含量≥30g；来源于 400ml 全血时，容量约为 240ml±24ml，Hb 含量≥40g（见附录 2）。

浓缩红细胞保存时间同 6.1.1 全血成分（见附录 4）。

浓缩红细胞可最小限度扩充血容量，减轻受血者循环负荷，并减少血液添加剂对患者的影响。适用于存在循环超负荷高危因素的患者，如充血性心力衰竭患者及婴幼儿患者等。

6.2.3.2 洗涤红细胞

洗涤红细胞是指采用特定的方法将保存期内的全血、悬浮红细胞用大量等渗溶液洗涤，去除几乎所有的血浆成分和部分非红细胞成分，并将红细胞悬浮在氯化钠溶液或红细胞添加液中所制成的成分血。

洗涤红细胞来源于 200ml 全血时，容量约为 125ml±12.5ml，Hb 含量≥18g，上清蛋白质含量 <0.5g；来源于 300ml 全血时，容量约为 188ml±18.8ml，Hb 含量≥27g，上清蛋白质含量 <0.75g；来源于 400ml 全血时，容量约为 250ml±25ml，Hb 含量≥36g，上清蛋白质含量 <1.0g（见附录 2）。

添加液为 0.9% 氯化钠溶液的洗涤红细胞保存期为 24 小时。在密闭系统中洗涤且最后以红细胞保存液混悬，洗涤红细胞保存期与洗涤前的红细胞悬液相同（见附录 4）。

洗涤红细胞适用于以下患者改善慢性贫血或急性失血引起的缺氧症状：

（1）对血浆成分过敏的患者：洗涤红细胞去除了大部分血浆，血浆蛋白清除率≥90%[4]，可降低血浆成分引起的过敏反应发生率；

（2）IgA 缺乏的患者：IgA 缺乏患者是一类特殊的对血浆中

IgA 成分过敏的患者,血清中通常存在抗 IgA,这类患者无法获得 IgA 缺乏献血员的血液时,可通过输注洗涤红细胞去除红细胞成分中的 IgA,避免发生严重过敏反应;

（3）非同型造血干细胞移植的患者:非同型造血干细胞移植患者血型转换期间,宜选择洗涤红细胞,避免引起溶血反应;

（4）高钾血症及肝肾功能障碍的患者:洗涤红细胞中钠、钾、枸橼酸盐等基本去除,可用于高钾血症及肝肾功能不全的患者;

（5）新生儿输血、宫内输血及换血:次侧不合的 ABO 非同型新生儿输血、宫内输血及血液置换宜优先选择洗涤红细胞;

（6）其他:不宜使用红细胞添加剂的患者可选择悬浮在氯化钠溶液中的洗涤红细胞。

6.2.3.3　冰冻解冻去甘油红细胞

稀有血型红细胞及特殊情况需长期保存的红细胞可采用甘油作为冷冻保护剂,将红细胞冰冻后,-65℃以下可储存 10 年。使用前采用特定的方法将冰冻红细胞融解后,去除甘油,并将红细胞悬浮在一定量的氯化钠溶液中。解冻、洗涤过程去除了大多数白细胞及血浆。

冰冻解冻去甘油红细胞来源于 200ml 全血时,容量约为 200ml ± 20ml,Hb 含量≥16g,白细胞残留量≤2×10^7 个;来源于 300ml 全血时,容量约为 300ml ± 30ml,Hb 含量≥24g,白细胞残留量≤3×10^7 个;来源于 400ml 全血时,容量约为 400ml ± 40ml,Hb 含量≥32g,白细胞残留量≤4×10^7 个。冰冻解冻去甘油红细胞中游离血红蛋白含量≤1g/L,甘油残留量应≤10g/L(见附录 2)。

含 20% 甘油的冰冻红细胞在 -120℃以下储存,含 40% 甘

油的冰冻红细胞在 –65℃以下储存。冰冻红细胞保存期为 10 年。冰冻解冻去甘油红细胞添加液为 0.9% 氯化钠溶液时保存期为 24 小时,宜在保存期内尽早使用(见附录 4)。

6.2.3.4 悬浮红细胞

悬浮红细胞是指采用特定的方法将采集到多联塑料血袋内的大部分血浆分离出后,向剩余物中加入红细胞添加液制成的红细胞成分血。悬浮红细胞 Hct 适中(0.50~0.65),黏度低,输注过程较为流畅,适用于以上患者之外的慢性贫血或急性失血患者(见表 1)。

悬浮红细胞来源于 200ml 全血时,Hb 含量 ≥20g;来源于 300ml 全血时,Hb 含量 ≥30g;来源于 400ml 全血时,Hb 含量 ≥40g(见附录 2)。

红细胞保存液为 ACD-B、CPD 的悬浮红细胞保存期为 21 天;红细胞保存液为 CPDA-l 或 MAP 的悬浮红细胞保存期为 35 天;红细胞保存液为 0.9% 氯化钠溶液的悬浮红细胞保存期为 24 小时;使用其他血液保存液时,按其说明书规定的保存期执行(见附录 4)。

去白细胞悬浮红细胞和辐照红细胞见 6.7 去白细胞血液和 6.8 辐照血液。

6.2.4 输注指征[3]

6.2.4.1 血流动力学稳定的患者

血流动力学稳定的患者红细胞输注指征见表 2。制定输血策略应同时参考临床症状、Hb 水平、心肺功能、组织氧供与氧耗等因素,不应将 Hb 作为输注红细胞成分的唯一指征。

表 2 血流动力学稳定的患者红细胞输注指征[3-5]（见附录 1 表 2）

Hb 水平	建议	临床表现
>100g/L	不推荐输注	特殊情况（例如心肺功能重度障碍等患者）由临床医生根据患者病情决定是否输注
80~100g/L	一般不需要输注，特殊	术后或患有心血管疾病的患者出现临床症状时（胸痛；直立性低血压或液体
80~100g/L	情况可考虑输注	复苏无效的心动过速；贫血所致的充血性心力衰竭等）； 重型地中海贫血； 镰状细胞贫血患者术前； 急性冠状动脉综合征等
70~80g/L	综合评估各项因素后可考虑输注	术后； 心血管病病等
<70g/L	考虑输注	重症监护等
<60g/L	推荐输注	有症状的慢性贫血患者 Hb<60g/L 可考虑通过输血减轻症状，降低贫血相关风险； 无症状的慢性贫血患者宜采取其他治疗方法，如药物治疗等

注：高海拔地区及婴幼儿患者可依据病情适当提高 Hb 阈值

6.2.4.2 活动性出血患者

活动性出血患者由临床医生根据出血情况及止血效果决定是否输注红细胞。

【释义】本条是关于红细胞输注指征的要求。

临床医生制定输血策略时应同时参考患者临床症状及相关实验室指标等对患者进行评估，不应将 Hb 作为输注红细胞成分的唯一指征。近年来一些研究表明,采用限制性输血策略可以降低患者发病率与死亡率,且与患者心脏疾病发病率、住院时间及呼吸机使用时间延长并不相关。因此,严格掌握输注指征,科学合理用血,减少不必要的输血是提高患者输血安全的关键因素。

一、血流动力学稳定患者输注指征[5]

(1)患者 Hb>100g/L:通常不推荐输注红细胞,但有严重心肺功能障碍等情况的患者需由临床医生根据患者病情、症状严重程度及患者耐受能力决定是否输注红细胞;寄生虫感染、大面积烧伤血液浓缩期等患者 Hb 水平不适合作为评估指标,应主要依据患者症状,也可参考其他氧供指标进行评估。

(2)患者 Hb 在 80~100g/L 之间:一般不考虑输注,特殊情况可考虑输注,例如:术后或患有心血管疾病的患者出现临床症状时(如胸痛、直立性低血压、液体复苏无效的心动过速、贫血所致的充血性心力衰竭等),患者 Hb 水平大于 80g/L 时可考虑输注红细胞。因缺乏充足可靠的数据支持,对急性冠状动脉综合征患者采用开放性输血策略还是限制性输血策略,目前无法给出定论[5]。

镰状细胞贫血患者可通过定期输血来缓解缺氧症状,出现并发症时一般需要输血(详见 6.2.2)。重型地中海贫血患者建议 Hb 维持在 90~100g/L,预防贫血症状的同时可以抑制内源性红细胞生成[6]。

(3)患者 Hb 在 70~80g/L 之间:术后或患有心血管疾病的患者 Hb 在 70~80g/L 之间,临床医生可根据患者状态、机体代偿能力及其他氧供指标决定是否输注红细胞。

(4)患者 Hb<70g/L:状况稳定的重症监护室患者 Hb<70g/L,

推荐输注红细胞。

（5）患者 Hb<60g/L：慢性贫血的患者通常能够耐受较低的 Hb 水平，如无临床症状，建议进行相关药物治疗（如补充铁剂、维生素 B_{12}、叶酸、EPO 等）。对于有临床症状的慢性贫血患者可通过输血以减轻症状，降低贫血相关风险。通常 Hb<60g/L 时需要进行红细胞输注。

二、活动性出血患者输注指征

对于活动性出血患者，临床医生宜根据患者失血量、失血速度、止血方案及患者临床状况等决定是否输血。危重创伤患者紧急复苏后若 Hb<70g/L 应考虑进行红细胞输注。机械通气时 Hb<70g/L 的患者也应考虑进行红细胞输注[7]。

有研究报道消化道出血患者 Hb<70g/L 时输血与 Hb<90g/L 即开始红细胞输注相比可降低 45 天死亡率和再次出血的比例，尤其是对于合并有肝硬化的患者影响更为显著[8]。

三、儿科患者输注指征

新生儿贫血多发生于早产儿，主要原因包括医源性失血、并发感染、其他疾病或造血功能不足等。同成人患者相同，除 Hb 水平和 Hct 值之外，临床医生制定输血策略时应同时考虑患儿的心肺功能、贫血症状、机体代偿能力等。

儿科患者采用限制性输血策略还是开放性输血策略目前尚有争议。有研究认为限制性输血策略和开放性输血策略对于新生儿死亡率、视网膜病变、肺支气管发育不良及脑损伤发生率的影响没有差异[9]。但也有研究证实限制性输血策略患儿呼吸暂停和脑损伤发生率高于开放性输血策略[10,11]。因此，需要通过更多严谨的临床研究为儿科输血策略提供有效的数据支持。

表 6.2.4-1 列出了婴幼儿红细胞输注的一般准则[3]。

表 6.2.4-1　婴幼儿小剂量输注（10~15ml/kg）的一般准则

Hct	临床状况
40%~45%	严重心肺疾病（如机械通气 >0.35FiO₂）
30%~35%	中度心肺疾病［如低强度的辅助通气，如经鼻持续气道内正压通气（nasal-continuous positive airway pressure，CPAP）或辅助供氧］
30%~35%	大手术
20%~30%	慢性贫血，特别是出现原因不明的呼吸障碍或生长发育不良

AABB 第四版儿科输血手册中也列出了 4 个月以上婴幼儿红细胞输血指征（表 6.2.4-2）。

表 6.2.4-2　4 个月以上婴幼儿红细胞输注指征[12]

1. 急性失血　失血量大于总血容量的 15%

2. 有缺氧症状的贫血　Hb<70g/L

3. 围术期贫血且其他治疗方案无法执行

4. 使用体外膜肺氧合（extracorporeal membrane oxygenation，ECMO）Hb<130g/L

5. 红细胞生成障碍（如治疗无效的重型 β 地中海贫血或 Diamond-Blackfan 综合征）

四、高海拔地区患者输注指征

高海拔地区人群由于长期生活在低氧环境中，机体的 Hb 代偿水平高于低海拔地区。因此，高海拔地区贫血患者可依据病情适当提高 Hb 阈值。

6.2.5 输注原则

6.2.5.1 浓缩红细胞、悬浮红细胞按照 ABO 同型且交叉配血相容性原则进行输注。

6.2.5.2 洗涤红细胞、冰冻解冻去甘油红细胞按照交叉配血主侧相容性原则输注,优先选择 ABO 同型输注。

【释义】本条是关于红细胞输注原则的要求。

浓缩红细胞、悬浮红细胞中含有少量血浆,应按照 ABO 同型且交叉配血相容性原则,开展交叉配血进行相容性输注,优先选择 RhD 同型红细胞。

由于洗涤红细胞、冰冻解冻去甘油红细胞去除了绝大部分血浆,按照交叉配血主侧相容性原则输注,优先选择 ABO 且 RhD 同型的红细胞。

RhD 阴性患者首选输注 RhD 阴性红细胞。RhD 阳性患者也可以输注 RhD 阴性红细胞。

紧急情况下,没有 RhD 阴性红细胞供应时,无 RhD 抗体的 RhD 阴性患者可考虑输注 RhD 阳性红细胞,但应确保患者或家属知晓输注可能产生的不良后果。特别是针对有生育需求的女性患者需更加谨慎。

通过交叉配血试验可检测献血者与受血者之间是否存在与输血相关的抗原抗体反应,临床输血治疗应主要关注具有临床意义的血型抗体。如果患者体内存在具有临床意义的抗体,条件允许的情况下应为其筛选抗体相对应的抗原阴性的红细胞。

6.2.6 输注剂量

6.2.6.1 患者未出现活动性出血时,红细胞使用剂量根据

病情和预期 Hb 水平而定。输注 1U 红细胞可使体重 60kg 的成年人 Hb 水平提高约 5g/L（或使 Hct 提高约 0.015）。婴幼儿每次可输注 10~15ml/kg，Hb 水平提高 20~30g/L。

6.2.6.2　患者处于活动性出血时，红细胞输注剂量取决于失血量、失血速度及组织缺氧情况。

6.2.6.3　洗涤红细胞、冰冻解冻去甘油红细胞等在加工过程中会损失部分红细胞，用量可适当增加。

【释义】本条是关于红细胞输注剂量的要求。

患者未出现活动性出血时，红细胞输注剂量根据贫血的轻重和拟提高 Hb 期望值而定。

输注红细胞可提高 Hb 水平的计算公式是：输入红细胞量（U）= 体重（kg）× 单位体重血容量（L/kg）× [Hb 期望值（g/L）- 输血前 Hb 值（g/L）]/ 每单位血红蛋白含量（g/U）注：单位体重血容量约体重的 7%~8% 或每千克体重 70~80ml。

输注 1U 红细胞可使体重 60kg 的成年人 Hb 水平提高约 5g/L（或使 Hct 提高约 0.015）。婴幼儿还可按每输注 10~15ml/kg，Hb 水平提高约 20~30g/L 计算。

上述 Hb 升高水平为计算所得的理论值。临床输血治疗过程中，Hb 升高水平取决于患者体重、血容量、疾病状态、输注红细胞寿命及实际 Hb 含量等多种因素。

患者处于活动性出血时，Hb 水平不能准确反映机体组织缺氧情况，故红细胞输注剂量应取决于失血量、失血速度及组织缺氧情况。

洗涤红细胞、冰冻解冻去甘油红细胞等在加工制备过程中会损失部分红细胞，因此，在评估使用量，特别是大量输血时可适当增加 20%~30%。

● 参 考 文 献 ●

［1］World Health Organization，Blood Transfusion Safety Team. The clinical use of blood：handbook［J］. Clinical Use of Blood Handbook，2001.

［2］Kim HC，Dugan NP，Silber JH，et al. Erythrocytapheresis therapy to reduce iron overload in chronically transfused patients with sickle cell disease［J］. Blood，1994，83：1136-1142.

［3］Vassallo R，Bachowski G，Benjamin RJ，et al. A Compendium of Transfusion Practice Guidelines［M］. 2nd ed. American National Red Cross，2013.

［4］李卉，刘景汉. 临床输血救治理论与实践［M］. 北京：人民卫生出版社，2015，3：61.

［5］Carson JL，Grossman BJ，Kleinman S，et al. for the AABB Clinical Transfusion Medicine Committee. Red blood cell transfusion：A clinical practice guideline from the AABB［J］. Ann Intern Med，2012，157：49-58.

［6］Odame I，Sayani F，Warner M，et al. For the Anemia Institute for Research and Education and the Thalassemia Foundation of Canada. Guidelines for the clinical care of patients with thalassemia in Canada. 2013.

［7］Napolitano LM，Kurek S，Luchette FA，et al. Clinical practice guideline：red blood cell transfusion in adult trauma and critical care［J］. Crit Care Med，2009，37：3124-3157.

［8］Villanueva C，Colomo A，Bosch A，et al. Transfusion strategies for acute upper gastrointestinal bleeding［J］. New Engl J Med，2013，368：11-21.

［9］Kirpalani H，Whyte RK，Andersen C，et al. The Premature Infants in Need of Transfusion（PINT）study：a randomized，controlled trial of a restrictive (low)versus liberal(high)transfusion threshold for extremely low birth-weight infants[J]. J Pediatr,2006,149:301-307.

[10] Bell EF,Strauss RG,Widness JA,et al. Randomized trial of liberal versus restrictive guidelines for red blood cell transfusion in preterm infants[J]. Pediatrics,2005,115:1685-1691.

[11] Bell EF. Transfusion thresholds for preterm infants:how low should we go [J]? J Pediatr,2006,149:287-289.

[12] Wong ECC,Josephson CD,Punzalan RC,et al. Pediatric Transfusion:A physician's Handbook[M]. 4th ed. Bethesda,MD:AABB Press,2015.

6.3 血小板

血小板来源于骨髓巨核细胞,静息状态下呈双凸碟形,无细胞核,由细胞膜包裹着含少量颗粒的胞质组成。血小板成分是经全血离心或血细胞分离机分离后悬浮于一定量血浆或血小板保存液中制备的成分血。常见种类包括浓缩血小板、混合浓缩血小板、单采血小板及去白细胞单采血小板等。

6.3.1 功能

预防或治疗因血小板数量减少或功能异常而引起的出血或出血倾向。

【释义】本条是关于血小板成分功能的解读。

血小板在出凝血过程中起重要作用,若发生出血或受到体内外多种因素影响时,可迅速活化,发生形态改变,释放大量内容物并表达一系列特殊成分,以进行适度止血或形成血栓[1]。血小板具有黏附、聚集、释放等生理功能,并参与炎症及免疫反应。

血小板数量减少或功能异常可引起患者出血或有出血倾向：

（1）血小板数量减少：引起血小板数量减少的原因可以归纳为生成不足（如再生障碍性贫血、恶性肿瘤大剂量化疗等）、破坏过多、分布异常、失血及血液稀释等。

（2）血小板功能异常：引起血小板功能异常的常见原因有口服抗血小板药物、血小板型血管性血友病、血小板无力症、巨大血小板综合征等。

6.3.2 适应证

适用于血小板数量减少或功能异常引起的凝血功能障碍。

不适用于与血小板数量减少或功能异常无关的出血，也不适用于自身免疫性血小板减少症、TTP 或肝素诱导的血小板减少症，除非出血危及生命。

【释义】本条是关于血小板输注适应证的要求。

一、适应证

血小板输注可分为治疗性输注与预防性输注。

（1）治疗性输注血小板：指输注血小板治疗患者因血小板数量不足或功能异常引起的出血、创面渗血等。

（2）预防性输注血小板：指输注血小板预防因血小板数量减少或功能异常可能引起的出血等。

血小板适应证主要包括：骨髓造血功能障碍引起的血小板减少症、中毒、造血干细胞移植、部分免疫性血小板减少症［（如新生儿/胎儿同种免疫性血小板减少症(fetal and neonatal alloimmune thrombocytopenia,FNAIT)］、输血后紫癜(post-transfusion

thrombocytopenic purpura, PTTP)、免疫性血小板输注无效
(alloimmune platelet refractoriness)、大量失血、弥散性血管内凝血
(disseminated intravascular coagulation, DIC)。其中, 免疫性因素
引起的血小板减少症可通过血小板配型为患者提供抗原匹配的
血小板。

血小板输注适用于原发性血小板功能异常。而获得性血小
板功能异常如贫血、尿毒症、肝病、体外膜肺氧合、高免疫球蛋白
血症等引起的血小板功能异常,应以治疗原发病为主,紧急情况
时方考虑血小板输注。

二、不适用于输注血小板的情况

以下几种情况不推荐通过输注血小板来纠正血小板数量不
足,仅在出现危及生命的严重出血时才考虑血小板输注。

(1)ITP:也称特发性血小板减少性紫癜或免疫性血小板减
少性紫癜。ITP 为自身免疫性疾病,患者可检出血小板自身抗
体,这些自身抗体同样可以破坏输注的异体血小板,这类患者宜
首选药物治疗,以控制出血症状为主要目的,无需将血小板计数
升高至正常水平。

(2)TTP:由血管性血友病因子裂解酶(ADAMTS13)缺乏
或活性降低引起,TTP 患者输注血小板可增加血栓形成风险。
TTP 患者宜首选血浆置换或血浆输注缓解病情。

(3)HIT:肝素诱导的血小板减少症,是一种严重的、可危及
生命的药物不良反应。发生严重的血小板减少症时,患者处于
极度高凝状态并形成广泛血栓,宜立即进行血浆置换。这类患
者血小板输注治疗无效并可能加重血栓形成,引起类似 TTP 的
表现。

6.3.3 血小板制剂常见种类

血小板制剂常见种类及特点见表3。

表3 血小板制剂常见种类及特点(见附录1表3)

品名	特点
浓缩血小板	从全血中分离制备的血小板,浓度及纯度高,来源于200ml全血中分离制备的血小板含量≥2.0×10^{10}个,见 GB 18469;一般需多袋联合使用
混合浓缩血小板	两袋及两袋以上的浓缩血小板汇集在同一血袋内的血小板制剂,血小板含量≥$2.0 \times 10^{10} \times$混合单位数,见 GB 18469
单采血小板	采用血细胞分离机从单个献血者循环血液中采集,纯度高,血小板含量≥2.5×10^{11}个/治疗剂量,见 GB 18469;与混合浓缩血小板相比,可降低同种免疫反应的发生率

【释义】本条是关于血小板成分常见种类及特点的要求。

(1)浓缩血小板:将200ml全血中的血小板通过分离、浓缩至25~38ml并保存在血小板专用保存袋中即为1U浓缩血小板,血小板含量≥2.0×10^{10}个,红细胞混入量≤1.0×10^9个;来源于300ml全血的浓缩血小板容量约为38~57ml,血小板含量≥3.0×10^{10}个,红细胞混入量≤1.5×10^9个;来源于400ml全血的浓缩血小板容量约为50~76ml,血小板含量≥4.0×10^{10}个,但混入的红细胞的数量≤2.0×10^9个(见附录2)。浓缩血小板可在20~24℃条件下震荡保存5天,一般需要多袋联合使用。

浓缩血小板中由于混入了较多的红细胞,输注前需进行交叉配血。

（2）混合浓缩血小板：将多袋浓缩血小板通过无菌接合机合并至同一血小板专用保存袋中即为混合浓缩血小板。血小板含量及白细胞、红细胞混入量为1U浓缩血小板中相应成分含量乘以混合袋数（见附录2）。如混合后的血小板储存于普通血袋时保存期为24小时，储存于血小板专用血袋时保存期5天。当密闭系统变为开放系统，保存期6小时，且不超过原保存期。

混合浓缩血小板中由于混入了较多的红细胞，输注前需与患者进行交叉配血。由于混合浓缩血小板来自多个献血者，故患者产生针对红细胞、白细胞、血小板抗体的概率增加，且输血传播疾病的风险也相应增加。

（3）单采血小板：单采血小板是利用血细胞分离机采集1个献血者血液中1~2个治疗量的血小板，并将采集的血小板保存至专用保存袋中，可在20~24℃条件下震荡保存5天。

储存期5天的单采血小板容量约为250~300ml，血小板含量≥2.5×10^{11}个，红细胞混入≤8.0×10^{9}个，白细胞混入≤5.0×10^{8}个（见附录2）。

与混合浓缩血小板相比，多数情况下患者接受1个治疗量的单采血小板即可达到治疗要求，输入患者体内的细胞抗原种类远少于混合浓缩血小板，故可有效降低同种免疫的发生率及传播输血相关病原体的风险。

6.3.4　输注指征

6.3.4.1　常规输注指征
血小板输注指征见表4。

表4 血小板输注指征(见附录1表4)

血小板计数	临床表现
$\leqslant 100 \times 10^9/L$	神经外科或眼科手术; 心胸外科手术患者凝血指标异常,并伴随大量微血管出血
$\leqslant 80 \times 10^9/L$	椎管内麻醉
$\leqslant 50 \times 10^9/L$	急性失血或有创操作(择期诊断性腰椎穿刺和非神经轴索手术等)
$\leqslant 20 \times 10^9/L$	中心静脉导管置入; 病情不稳定(如伴有发热或感染等)的非出血患者
$\leqslant 10 \times 10^9/L$	病情稳定的非出血患者,预防自发性出血

【释义】本条是关于常规的血小板输注指征的要求。

在循证医学研究的基础上,临床上根据患者病情及治疗手段的不同,将血小板数量的安全线作出如下划分:

(1)关键部位手术 PLT 应维持在 $100 \times 10^9/L$ 以上,如颅内手术、眼科手术、胆道手术、泌尿道手术,以及心胸外科手术患者凝血指标异常并伴大量微血管出血等[2,3]。

(2)椎管内麻醉 PLT 应维持在 $80 \times 10^9/L$ 以上[4]。

(3)患者出现急性失血,或患者无出血但需接受侵入式检查或手术时,PLT 应维持在 $50 \times 10^9/L$ 以上。

(4)患者需进行中心静脉导管置入,或存在止血异常,或存在高出血风险(发热、败血症、放化疗等)的非出血患者,PLT 应维持在 $>20 \times 10^9/L$ 以上[5,6]。

(5)患者 PLT$<10 \times 10^9/L$ 时,自发性出血的风险显著升高,应进行预防性输注。AABB 建议预防性输注单采血小板 1 个治

疗量即可达到预防出血的目的,大剂量输注单采血小板并无显著改善的效果[7-9]。

（6）血栓弹力图显示 MA 值降低,伴有明显出血时应输注血小板。

6.3.4.2　体外循环心脏手术

血小板计数和功能正常的体外循环心脏手术患者,不推荐常规预防性输注血小板。若患者存在血小板减少症和（或）血小板功能异常,围术期出血时建议输注血小板。

【释义】本条是关于体外循环心脏手术血小板输注的要求。

体外循环心脏手术由于低温、药物作用及长时间体外循环等因素影响,常导致患者凝血功能异常,输注血小板概率较高。应在动态监测的基础上,根据患者实际情况决定是否输注血小板。

对于血小板计数与功能均正常的患者,不建议预防性输注血小板。但在围术期出现出血并伴有血小板减少,或血小板功能障碍时,应根据患者实际情况结合实验室相关检测决定是否输注血小板及输注血小板的量。

6.3.4.3　使用抗血小板药物

使用抗血小板药物的患者血小板功能正常时不推荐常规预防性输注血小板;有创操作前可考虑预防性输注,出血危及生命时应输注。

【释义】本条是关于接受抗血小板药物治疗时输注血小板的要求。

对于接受抗血小板药物治疗的患者宜动态监测其血小板数量及功能。当患者血小板功能正常时,不推荐预防性输注。接受有创检查时需结合实验室检查结果,当存在血小板计数减少或功能异常时可考虑输注血小板。若患者出现危及生命的出血时应输注血小板。

6.3.4.4 血小板功能障碍

先天性或获得性血小板功能障碍的患者关键部位出血或重大手术前,无论血小板计数水平如何均应进行血小板输注。血小板功能障碍与血小板本身无关时(例如尿毒症、血管性血友病、高球蛋白血症等)一般不输注血小板。

【释义】本条是关于血小板功能障碍时输注血小板的要求。

血小板功能障碍可分为先天性和获得性血小板功能异常。先天性血小板功能障碍是血小板本身存在功能障碍,即使计数正常也不能代表其具有正常的止血功能。获得性血小板功能障碍并不是血小板本身的功能存在异常,而是受其他病理因素的影响导致血小板功能表现出异常,如贫血、尿毒症、血管性血友病、高球蛋白血症等。故患者关键部位出血或进行重大手术前,无论哪种血小板功能障碍均应输注血小板,并对其凝血功能进行监测,以确保可达到止血要求。而对于获得性血小板功能障碍的治疗应以治疗原发病为主,去除病因后血小板功能即可恢复正常。故一般情况下,获得性血小板功能异常不推荐输注血小板。

6.3.5 输注原则

6.3.5.1 按照 ABO 同型原则输注,出血危及生命且无同型血小板时,可考虑输注次侧相容性血小板。

【释义】本条是关于血小板 ABO 血型相容性输注的要求。

血小板表面表达 ABO 抗原,应按 ABO 同型的原则进行输注。由于受血小板资源的限制,在需要紧急输注血小板又不能及时获得 ABO 同型血小板的情况下,可按次侧相容的原则选择 ABO 非同型血小板进行输注。目的是避免因输注非同型血小板引起溶血性输血反应。ABO 非同型血小板输注要遵循次侧相容性原则,可按表 6.3.5-1 选择血小板。

表 6.3.5-1 非红细胞血液成分 ABO 血型相容性输注原则

患者血型	血小板	
	首选	次选
A 型	A 型	AB 型
B 型	B 型	AB 型
AB 型	AB 型	无
O 型	O 型	A 型、B 型、AB 型

非同型 ABO 骨髓移植期间输注指导原则见表 6.3.5-2。

表 6.3.5-2 非同型 ABO 骨髓移植输血原则[10]

移植类型	移植阶段	血液成分 ABO 血型选择		
		红细胞	血小板	血浆
主侧不相容	预处理	同受者	同供者	同供者
	移植期间	同受者	同供者	同供者
	受者抗体可检测期间	同受者	同供者	同供者
	受者抗体检测不出后	同供者	同供者	同供者
次侧不相容	预处理	同供者	同受者	同受者
	移植期间	同供者	同受者	同受者
	受者抗体可检测期间	同供者	同受者	同受者

移植类型	移植阶段	血液成分 ABO 血型选择		
		红细胞	血小板	血浆
主次侧均 不相容	受者抗体检测不出后	同供者	同供者	同供者
	预处理	O	AB	AB
	移植期间	O	AB	AB
	受者抗体可检测期间或循环 血液中仍存在受者红细胞	O	AB	AB
	受者抗体检测不出后或 受者红细胞已不存在于循环 血液中	同供者	同供者	同供者

血小板次侧相容而主侧不相容可能会导致输注无效,但对于活动性出血患者,主侧不相容输注并不影响血小板的止血功能;而次侧不相容易引起溶血性输血反应。考虑到临床输血治疗宜遵循先安全后有效的基本原则,优先选择次侧相容血小板;若以抗体效价为衡量标准,当效价高于某一值(如 16)时,应以次侧相容为主,反之则可考虑主侧相容。特殊情况下(如无 ABO 同型及次侧相容血小板时)可考虑主侧相容性血小板,输注过程中应严密监测并控制溶血性输血反应可能产生的不良后果。

6.3.5.2 血小板输注无效时,可开展血小板配型选择相容性血小板。

【释义】本条是关于血小板输注无效、进行血小板配合性输注的要求。

引起血小板输注无效的原因很多,血小板配型可解决由

HLA 抗体及 HPA 抗体引起的血小板输注无效,但不适用于其他免疫因素(如自身抗体、药物抗体等)及非免疫因素引起的血小板输注无效。

6.3.5.3 血小板应一次足量输注。

【释义】本条是关于实施血小板输注的要求。

输注血小板的目的是为了止血或预防出血倾向,输注剂量不足起不到止血的作用,故治疗时应一次足量输注。

6.3.6 输注剂量

6.3.6.1 患者无活动性出血时,输注剂量取决于患者输注前血小板数及预期达到的血小板数。通常成人每次输注一个治疗剂量。

【释义】本条是关于无活动性出血时血小板输注剂量的要求。

当患者无活动性出血时,血小板输注的目的主要是为了提高血小板水平。输注剂量取决于预期达到的血小板数值。多数情况下,成人需输注一个治疗量的单采血小板。

6.3.6.2 患者处于活动性出血时,血小板的输注剂量取决于患者的出血情况及止血效果。

【释义】本条是关于存在活动性出血时血小板输注剂量的要求。

当患者存在活动性出血时,血小板输注的主要目的是为了止血,故输注剂量应根据实际止血情况决定。

6.3.6.3 输注一个单位血小板,成人(70kg)可升高 $4 \times 10^9 \sim 8 \times 10^9$/L 血小板,儿童(18kg)大约可升高 17×10^9/L;婴幼儿输注血小板 5~10ml/kg,血小板可升高 $40 \times 10^9 \sim 80 \times 10^9$/L。

【释义】本条是关于输注血小板后血小板升高情况的解读。

一个 70kg 的成年人,其全身血量约为体重的 7%~8%(约 5 000ml),而循环血量占全身血量的 70%(约 3 500ml),输注一个单位的血小板(指来自 200ml 全血的浓缩血小板,血小板含量 $\geq 2.0 \times 10^{10}$ 个)时,血小板 1 小时约升高 $2.0 \times 10^{10}/3.5L \approx 6 \times 10^9/L$。取决于体型不同,血容量也不同,所以 1 小时血小板约升高 $4 \times 10^9/L$~$8 \times 10^9/L$[11]。一个治疗量血小板($\geq 2.5 \times 10^{11}$ 个)约为一个单位血小板的 10 倍,因此输注一个治疗量血小板,1 小时内患者血小板约升高 40×10^9~$80 \times 10^9/L$。

上述血小板升高水平为计算所得的理论值。临床输血治疗过程中,血小板计数的升高值取决于血小板的消耗以及患者体重、脂肪含量、血小板进入人体后的分布状态、原发疾病及是否存在感染等多种因素,故血小板升高值会在一定范围内波动。

同理,18kg 的儿童输注一个单位血小板约可升高 $17 \times 10^9/L$;婴幼儿按 5~10ml/kg 输注血小板后,计数约可升高 40×10^9~$80 \times 10^9/L$。婴幼儿患者输注浓缩血小板和单采血小板效果差异不大[12,13]。

注:血小板输注 1 小时主要在循环血容量中稀释,24 小时升高值在全身血容量中进行稀释。CCI 可用于评价血小板输注效果:

CCI=(输血后血小板计数 /μl– 输血前血小板计数 /μl) × 体表面积(m^2)/ 输入血小板总数(10^{11})

1 小时 CCI 高于 7 500/μl/10^{11}/m^2(每 m^2 体表面积输入 10^{11} 个血小板后每 μl 增高值)认为输血有效;两次输注后 1 小时内 CCI 低于 7 500/μl/10^{11}/m^2 表明输注无效。输注后 1 小时内 CCI

值对免疫性血小板破坏、脾肿大、大出血或多种严重的非免疫条件（如败血症、凝血功能障碍、移植物抗宿主病和肝静脉闭塞性疾病）敏感。输注后24小时的计数可评估血小板存活情况，对于非免疫因素（如败血症、脾肿大和弥散性血管内凝血）和免疫因素都较为灵敏。

预期多次输注的患者应使用去白细胞单采血小板，降低HLA同种免疫的机会。免疫性输注无效的患者可采用血小板配型选择相容性血小板。如果没有条件进行血小板配型或没有相合的血小板时，不推荐进行预防性输注，出血患者应加大剂量输注。

• 参 考 文 献 •

[1] 谭齐贤,张树平.临床输血与检验[M].3版.北京:人民卫生出版社,2003:267.

[2] Cooper ES, Bracey AW, Horvath AE, et al. for the Fresh-Frozen Plasma, Cryoprecipitate, and Platelets Administration Practice Guidelines Development Task Force of the College of American Pathologists. Practice parameter for the use of fresh-frozen plasma, cryoprecipitate, and platelets [J]. JAMA, 1994, 271:777-781.

[3] Vilahur G, Choi BG, Zafar MU, et al. Normalization of platelet reactivity in clopidogrel-treated subjects[J]. J Thromb Haemost, 2007, 5:82-90.

[4] vanVeen JJ, Nokes TJ, Makris M. The risk of spinal haematoma following neuraxial anaesthesia or lumbar puncture in thrombocytopenic individuals [J]. Br J Haematol, 2010, 148:15-25.

[5] Schiffer CA, Anderson KC, Bennett CL, et al. Platelet transfusion for

patients with cancer: clinical practice guidelines of the American Society of Clinical Oncology[J]. J Clin Oncol, 2001, 19: 1519-1538.

[6] Zeidler K, Arn K, Senn S, et al. Optimal preprocedural platelet transfusion threshold for central venous catheter insertions in patients with thrombocytopenia[J]. Transfusion, 2011, 51: 2269-2276.

[7] Cooper, Shannon E. Practice Parameter for the Use of Fresh-Frozen Plasma, Cryopreci pitate, and Platelets[J]. JAMA: The Journal of the American Medical Association, 1994, 271 (10): 777.

[8] The C17 Guidelines Committee. Guideline for platelet transfusion thresholds for pediatric hematology/oncology patients. Updated March 2011. Available at:. c17. ca/index. php/download_file/view/41, last accessed June 1, 2013.

[9] Schiffer CA, Anderson KC, Bennett CL, et al. Platelet transfusion for patients with cancer: clinical practice guidelines of the American Society of Clinical Oncology[J]. J Clin Oncol, 2001, 19: 1519-1538.

[10] Mark K Fung, Brenda J Grossman, Christopher D Hillyer, et al. Technical Manual[M]. 18th ed. the United States: AABB, 2014: 635.

[11] Vassallo R, Bachowski G, Benjamin RJ, et al. A Compendium of Transfusion Practice Guidelines[M]. 2nd Edition. American National Red Cross, 2013.

[12] AABB, the American Red Cross, American's Blood Centers, and the Armed Services Blood Program. Circular of information for the use of human blood and blood components[M]. Bethesda, MD: AABB, 2017.

[13] Wong ECC, Josephson CD, Punzalan RC, et al. Pediatric Transfusion: A physician's Handbook[M]. 4th ed. Bethesda, MD: AABB Press, 2015.

6.4 血浆

血浆是血液的非细胞成分,含有水分、无机物、糖类、脂类和蛋白质等。血浆中的蛋白质主要包含白蛋白、免疫球蛋白、凝血因子及纤溶蛋白等。血浆成分可由全血离心制备,也可以通过血细胞分离机进行采集。常见种类有新鲜冰冻血浆(fresh frozen plasma,FFP)、普通冰冻血浆和去冷沉淀血浆。血浆成分经过病毒灭活处理后制备成病毒灭活新鲜冰冻血浆或病毒灭活冰冻血浆,可降低输血传播疾病的风险(见 6.4.3 血浆成分常见种类)。

6.4.1 功能

补充凝血因子,预防或治疗凝血因子缺乏引起出血或出血倾向。

【释义】本条是关于血浆功能的解读。

血浆主要用于补充凝血因子。已知血浆和组织中的凝血因子主要有 14 种:凝血因子Ⅰ~ⅩⅢ(其中因子Ⅵ是因子Ⅴ的活化状态,不作为独立的凝血因子)、前激肽释放酶(prekallikrein,PK)、高分子量激肽原(high molecular weight kininogen,HMWK)。凝血系统通过内源性或外源性途径激活后发生级联式酶促过程,促进血液凝固。血液凝固机制见图 6.4.1-1。凝血因子缺乏可引起患者出血或存在出血倾向,输注血浆尤其是新鲜冰冻血浆可纠正多种凝血因子缺乏引起的凝血障碍。

血浆中也存在抗凝血因子、纤溶系统及纤溶抑制系统蛋白,与凝血因子共同作用,维持动态平衡,既防止血液流失又保持血液的正常流动[1]。纤溶系统蛋白包括纤溶酶原、纤溶酶等，其作用机制见图 6.4.1-2。

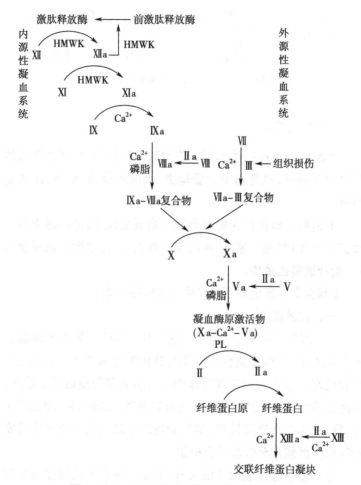

图 6.4.1-1　凝血系统级联式酶促过程示意图

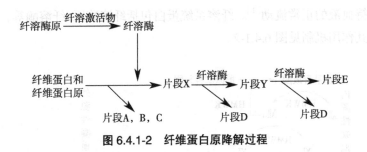

图 6.4.1-2　纤维蛋白原降解过程

6.4.2　适应证

无相应凝血因子浓缩制剂应用时,可用于多种原因导致的凝血因子缺乏,也可用于大量输血、大面积烧伤、创伤、血浆置换等。

不适用于单纯扩充血容量和升高蛋白浓度,也不适用可通过其他方式(如维生素 K、冷沉淀凝血因子、凝血因子浓缩制剂等)治疗的凝血障碍。

【释义】本条是关于血浆输注适应证的要求。

一、适应证[2]

(1)多种凝血因子缺乏:严重肝脏功能障碍导致的凝血因子合成不足、大面积烧伤和创伤导致的凝血因子流失以及 DIC 导致的凝血因子大量消耗等原因均可引起多种凝血因子缺乏,输注血浆尤其是新鲜冰冻血浆可有效改善凝血障碍。凝血因子 V、Ⅶ、Ⅷ体内半衰期较短,多种凝血因子缺乏的患者通常需要持续输注血浆直至病情得到控制。

除出血引起凝血因子流失外,容量复苏或大量输注红细胞后凝血因子被稀释也是大量失血患者凝血因子缺乏的主要原因之一。因此,大量输血时推荐按比例输注血液成分,避免造成凝血因子水平稀释性降低。大量失血患者需要补充凝血因子时，快速输注可能有益，但需监控急性输血反应并避免引起循环超负荷。

（2）血浆置换：血浆置换是指将血浆从血液中分离并置换，以清除血浆中的致病物质（如抗体、免疫复合物、毒性物质、过量药物、异常升高的胆红素和胆固醇等），达到治疗的目的。

（3）其他：服用华法林的患者在维生素 K 逆转作用未起效之前，或使用低分子肝素患者鱼精蛋白纠正无效等情况下，如患者发生大出血、颅内出血或需进行有创操作时，可通过输注血浆紧急逆转药物作用。

无浓缩型凝血因子制剂（如纤维蛋白原制剂、凝血酶原复合物、Ⅷ因子浓缩制剂等）时，输注血浆可治疗或预防单一凝血因子缺乏引起的出血或出血倾向；血浆也可用于无浓缩型血浆蛋白制剂的特殊血浆蛋白（如 C1 酯酶抑制剂等）缺乏疾病的治疗。

二、不适用于输注血浆成分的情况

以下情况不推荐输注血浆：

（1）可通过其他方式（如维生素 K、冷沉淀凝血因子、凝血因子浓缩制剂等）治疗有效的凝血障碍；

（2）其他扩容液可安全有效的补充血容量的低血容量状态；

（3）单纯补充白蛋白等。

6.4.3　血浆制剂常见种类

血浆制剂常见种类的特点及适应证见表5。

表 5　血浆制剂常见种类的特点及适应证(见附录 1 表 5)

品名	特点	适应证
新鲜冰冻血浆	含有全部的凝血因子	适用于补充凝血因子缺乏引起的出血或出血倾向
单采新鲜冰冻血浆	同新鲜冰冻血浆	同上
病毒灭活新鲜冰冻血浆	降低经输血传播疾病的风险,但会损失部分凝血因子,尤其是不稳定凝血因子(V和Ⅷ)	同上,宜增加使用剂量
普通冰冻血浆	与新鲜冰冻血浆相比,缺少不稳定凝血因子(V和Ⅷ)	适用于补充稳定的凝血因子
病毒灭活冰冻血浆	降低经输血传播疾病的风险,但会损失部分凝血因子	同上,宜增加使用剂量
去冷沉淀血浆	与新鲜冰冻血浆相比,缺少Ⅷ因子、ⅩⅢ因子、vWF、纤维蛋白原及纤维结合蛋白等;但白蛋白和其他凝血因子与新鲜冰冻血浆含量相当	适用于 TTP 患者的输注或血浆置换

【释义】本条是关于血浆成分常见种类的特点及适应证的要求。

(1)**新鲜冰冻血浆:**采集后储存于冷藏环境中的全血,最好在 6 小时(保养液为 ACD)或 8 小时(保养液为 CPD 或 CPDA-1)内但不超过 18 小时将血浆分离出并速冻成固态的成分血。全血用于制备浓缩血小板成分时需置于室温下保存,分离出的血浆为普通冰冻血浆,不可作为 FFP。200ml 全血采集

时间 >7 分钟或 400ml 全血采集时间 >13 分钟时,应给予特殊标识,所采集的全血不可用于制备新鲜冰冻血浆。全血采集后应尽快过滤去除白细胞并离心分离制备血液成分。

FFP 在 –18℃以下可保存 1 年(自血液采集之日起),我国部分采供血机构使用 –30℃冰箱保存 FFP。英国等国家 FFP 在 –30℃以下可保存 2 年。FFP 输注前必须采用专用设备在受控条件下解冻,通常需要 15~30 分钟,解冻后不稳定凝血因子含量逐渐降低,宜尽快输注。2~6℃下可储存 24 小时,解冻后不得再次冰冻。

美国等国家 FFP 解冻后储存时间超过 24 小时,可标注为"复融血浆",1~6℃下保存时间为 5 天。复融血浆储存 5 天后不稳定凝血因子 V 和Ⅷ的活性约为刚解冻时的 50%。因此,复融血浆不宜作为抗血友病因子产品的替代品使用,其他用途宜考虑凝血因子的含量。目前我国尚未区分复融血浆与冰冻血浆。

FFP 含有全部的凝血因子,包括不稳定凝血因子(如凝血因子 V 和Ⅷ),容量应为标示量 ±10%,血浆蛋白≥50g/L,凝血因子Ⅷ≥0.7U/ml(见附录 2)。FFP 可治疗或预防多种凝血因子缺乏引起的出血或出血倾向,适应证见 6.4.2。

(2)**单采新鲜冰冻血浆**:是指使用血细胞分离机在全封闭条件下自动将符合要求的献血者血液中的血浆分离出并在 6 小时内速冻成固态的成分血。单采新鲜冰冻血浆质量要求、储存温度、储存条件及适应证同 FFP。

(3)**病毒灭活新鲜冰冻血浆**:采用病毒灭活技术对新鲜冰冻血浆进行病毒灭活处理,可降低输血相关病原体传播风险。目前,我国血浆病毒灭活方法主要为亚甲蓝光化学法,经亚甲蓝处理后,血浆呈蓝色或深蓝色,去除残留亚甲蓝可使血浆恢复至原来的外观和色泽,亚甲蓝浓度应≤0.30μmol/L。

病毒灭活新鲜冰冻血浆容量应为标示量±10%,血浆蛋白≥50g/L,凝血因子Ⅷ≥0.5U/ml(见附录2)。病毒灭活处理后血浆中因子Ⅴ、Ⅷ和纤维蛋白原水平均有所降低(有文献报道凝血因子活性降低50%~70%,临床输血治疗中需适当增加剂量)。2019版《血站技术操作规范》中指出也可采用核黄素光化学法进行病毒灭活。病毒灭活新鲜冰冻血浆储存温度、储存条件及适应证同FFP。

(4)普通冰冻血浆:不符合新鲜冰冻血浆制备条件时,经全血分离后冰冻保存的血浆,或新鲜冰冻血浆保存期超过1年后,即成为普通冰冻血浆,其不稳定的凝血因子Ⅴ、Ⅷ等含量明显减少,其他成分含量与FFP相似。普通冰冻血浆在-18℃以下可保存4年(自血液采集之日起),解冻后宜尽快输注,2~6℃下可储存24小时,解冻后不得再次冰冻。普通冰冻血浆容量应为标示量±10%,血浆蛋白≥50g/L,可用于补充稳定凝血因子,不适用于不稳定凝血因子缺乏引起的凝血障碍,包括Ⅴ因子、Ⅷ因子等。

(5)病毒灭活冰冻血浆:经病毒灭活处理的普通冰冻血浆或病毒灭活新鲜冰冻血浆保存1年后的冰冻血浆,可降低输血相关病原体传播风险。适应证同普通冰冻血浆,宜适当增加输注剂量。病毒灭活冰冻血浆质量要求、储存温度、储存条件及适应证同普通冰冻血浆。

(6)去冷沉淀血浆:新鲜冰冻血浆分离冷沉淀凝血因子后的血浆,又称为去冷沉淀上清液(简称冷上清)。与新鲜冰冻血浆相比,缺少Ⅷ因子、ⅩⅢ因子、vWF、纤维蛋白原及纤维结合蛋白等;但白蛋白、ADAMTS13(血管性血友病因子裂解酶)和其他凝血因子等与新鲜冰冻血浆含量相当。去冷沉淀血浆储存温度、储存条件及适应证同普通冰冻血浆。

血栓性血小板减少性紫癜（thrombotic thrombocytopenic purpura,TTP）患者体内缺乏 ADAMTS13,大分子 vWF 因子堆积,因此 TTP 患者血浆置换可选用去冷沉淀血浆,补充 ADAMTS13。其他血浆中也含有该金属蛋白酶。近年来有研究表明,TTP 患者血浆置换使用新鲜冰冻血浆与去冷沉淀血浆无明显差别[3]。

6.4.4 输注指征

6.4.4.1 血浆输注宜参考凝血功能检测结果及临床出血情况。PT 大于正常范围均值的 1.5 倍和（或）APTT 大于正常范围上限的 1.5 倍,或 INR 大于 1.7 时可考虑输注血浆。凝血试验结果不易获取时,由临床医生根据患者出血情况决定是否输注血浆[2,4]。

【释义】本条是关于血浆输注指征的要求。

（1）肝脏疾病:绝大部分凝血因子由肝脏合成,严重肝细胞损伤可出现多种凝血因子缺乏。肝脏功能严重障碍的患者出血或需进行有创操作前可输注血浆,尤其是新鲜冰冻血浆,但输注效果难以预测,凝血指标可能不会达到完全正常。PT 值小于参考区间均值的 1.5 倍时,肝病患者即可安全地进行手术或有创操作。

（2）大量输血和体外循环:凝血指标无法检测或结果未能及时获取之前,血浆输注可用于治疗严重的微血管出血。微血管出血也可能是由于纤维蛋白原缺乏或残留肝素所致。

有研究指出高血浆-红细胞比输注可提高患者生存率,但会增加多器官衰竭、成人呼吸窘迫综合征或其他呼吸道疾病的风险[5],目前需要更多研究来分析高血浆-红细胞比输注策略的利弊,提倡精细化监测下目标导向的成分血输注。

(3)儿科:儿童血浆输注适应证与成人基本相同。小于6个月的婴儿,维生素 K 依赖性的凝血因子、抗凝血因子和纤溶蛋白水平较低,凝血指标与年龄较大的儿童和成年人相比有所延长,但健康新生儿可保持凝血系统平衡,很少出现自发性出血或血栓。患病早产儿第一周内的凝血系统代偿能力有限。

(4)血栓性血小板减少性紫癜(TTP):TTP 患者治疗初期每日需置换 1~1.5 个体积的血容量;顽固性难治患者可能需要增加至每天两次 1 个体积血容量的血浆置换。根据病情缓解程度逐渐减少置换剂量和(或)频率[6]。如果无法立即进行血浆置换,在置换前输注血浆可作为有效的替代治疗手段。普通冰冻血浆和去冷沉淀血浆具有同等水平的 ADAMTS13,治疗 TTP 同样有效[3]。如果采用 ADAMTS13 诊断疾病和(或)监测输注后效果,应在治疗开始前检测 ADAMTS13 水平。

(5)其他:当无相应浓缩制剂可用时,血浆输注可用于单一凝血因子缺乏或特殊血浆蛋白缺乏疾病的治疗和预防,如血友病替代治疗、遗传性凝血障碍性疾病(包括凝血因子缺乏、纤维蛋白异常),也可用于抗凝血酶、蛋白 C 和蛋白 S 缺乏引起的血栓、遗传性 C1 抑制物缺乏引起的急性血管水肿等。

6.4.4.2 华法林治疗患者发生颅内出血时建议给予血输注[7]。

【释义】本条是关于华法林治疗患者血浆输注的要求。

服用华法林的患者在条件允许或患者耐受的情况下,优先推荐使用维生素 K 进行治疗(根据 INR 决定剂量)和血浆或凝血酶原复合物浓缩制剂进行临床治疗。在需要紧急逆转华法林（颅内出血、大量失血、紧急手术等维生素 K 无法及时逆转）的情况下,使用 4 因子凝血酶原复合物浓缩制剂(4F-PCC,含因子Ⅱ、因子Ⅶ、因子Ⅸ、因子Ⅹ)优于血浆输注[8-10]。与肝病患者相同,服用华法林的患者 PT 值小于参考区间均值的 1.5 倍时可安全地进行手术或有创操作。

6.4.5 输注原则

按交叉配血次侧相容性原则输注,献血者不规则抗体筛查阴性的血浆可直接进行 ABO 相容性输注。优先选择 ABO 同型血浆。

【释义】本条是关于血浆相容性输注的要求。

血浆应进行次侧配血,按次侧相容的原则进行输注,或进行不规则抗体筛查,阴性者可直接按 ABO 相容性原则输注而不进行次侧配血。

6.4.6 输注剂量

由临床状况和患者体重决定,通常成人为 10~20ml/kg[2],婴幼儿 10~15ml/kg[11]。用于治疗多种凝血因子缺乏疾病时,参考实验室凝血功能检测结果。

【释义】本条是关于血浆输注剂量的要求。

血浆输注剂量取决于患者体重和临床状况,输注目标是使凝血因子浓度达到参考区间的 30%(大多数凝血因子的最低止血水平)[12-14]。对于多种凝血因子缺乏的患者(如创伤性失血等),接近 40% 的凝血因子水平才能有效止血[15]。成年患者通常给予 10~20ml/kg 血浆后,凝血因子水平可增加 20% 左右,临床所需剂量通常更大。目前尚无精确预估血浆输注剂量的方法,因此,输注血浆后复检凝血指标非常必要[15-17]。

无该凝血因子浓缩制剂时(例如,凝血因子Ⅴ或Ⅺ),血浆输注剂量取决于该因子的输注前水平、预期输注后水平、水平升高的持续时间以及该因子的半衰期[18]。因子Ⅶ体内半衰期最短,约2~5小时[15]。婴幼儿输注剂量一般为10~15ml/kg,理想状态下该剂量在输注后可使凝血因子水平增加15%~20%[11]。

· 参 考 文 献 ·

[1] 查锡良,周春燕.生物化学.生物化学[M].7版.北京:人民卫生出版社,2008:395-396.

[2] Vassallo R, Bachowski G, Benjamin RJ, et al. A Compendium of Transfusion Practice Guidelines[M]. 2nd ed. American National Red Cross, 2013.

[3] Michael M, Elliott EJ, Craig JC, et al. Interventions for hemolytic uremic syndrome and thrombotic thrombocytopenic purpura: a systematic review of randomized controlled trials[J]. Am J Kidney Dis, 2009, 53:259-272.

[4] Holland LL, Brooks JP. Toward rational fresh frozen plasma transfusion: The effect of plasma transfusion on coagulation test results[J]. Am J Clin Pathol, 2006, 126:133-139.

[5] Callum JL. Plasma transfusion for patients with severe hemorrhage: what is the evidence[J]? Transfusion, 2012, 52:30S-37S.

[6] Szczepiorkowski ZM, Winters JL, Bandarenko N, et al. Guidelines on the use of therapeutic apheresis in clinical practice—evidence based approach from the Apheresis Applications Committee of the American Society for

Apheresis［J］. J Clin Apher,2010,25:83-177.

［7］John D Roback,Stephen Caldwell,Jeff Carson,et al. Evidence-based practice guidelines for plasma transfusion［J］. Transfusion,2010,50: 1227-1239.

［8］Holbrook A,Schulman S,Witt DM,et al. for the American College of Chest Physicians. Evidence-based management of anticoagulant therapy: Antithrombotic Therapy and Prevention of Thrombosis. 9th ed. American College of Chest Physicians Evidence-Based Clinical Practice Guidelines ［M］. Chest,2012,141(2 Suppl):e152S-184S.

［9］Keeling D,Baglin T,Tait C,et al. for the British Committee for Standards in Haematology. Guidelines on oral anticoagulation with warfarin［M］. 4th ed. Br J Haematol,2011,154:311-324.

［10］Tran HA,Chunilal SD,Harper PL,et al. for the Australasian Society of Thrombosis and Haemostasis. An update of consensus guidelines for warfarin reversal［J］. Med J Aust,2013,198:1-7.

［11］Wong ECC,Josephson CD,Punzalan RC,et al. Pediatric Transfusion:A physician's Handbook［M］. 4th ed. Bethesda,MD:AABB Press,2015.

［12］Tinmouth A. Evidence for a rational use of frozen plasma for the treatment and prevention of bleeding［J］. Transfus Apher Sci,2012,46:293-298.

［13］Burns ER,Goldberg SN,Wenz B. ParadoXIc effect of multiple mild coagulation factor deficiencies on the prothrombin time and activated partial thromboplastin time［J］. Am J Clin Pathol,1993,100:94-98.

［14］Dzik W,Rao A. Why do physicians request fresh frozen plasma［J］? Transfusion,2004,44:1393-1394.

［15］Mark K Fung,Brenda J Grossman,Christopher D Hillyer,et al. Technical Manual［M］. 18th ed. the United States:AABB,2014:521.

[16] Tripodi A, Mannucci PM. The coagulopathy of chronic liver disease[J]. N Engl J Med, 2011, 365: 147-156.

[17] Abdel-Wahab OI, Healy B, Dzik WH. Effect of fresh-frozen plasma transfusion on prothrombin time and bleeding in patients with mild coagulation abnormalities[J]. Transfusion, 2006, 46: 1279-1285.

[18] Cooper, Shannon E. Practice Parameter for the Use of Fresh-Frozen Plasma, Cryoprecipitate, and Platelets[J]. JAMA: The Journal of the American Medical Association, 1994, 271(10): 777.

6.5 冷沉淀

冷沉淀凝血因子，也称冷沉淀，是采用特定的方法将保存期内的新鲜冰冻血浆置于 2~6℃冰箱中过夜融化或在 1~6℃水浴装置中融化，分离出大部分血浆，并将剩余的冷不溶物质在 1 小时内速冻的成分血。冷沉淀凝血因子富含五种成分：Ⅷ因子、ⅩⅢ因子、vWF、纤维蛋白原和纤维结合蛋白。来自 200ml 全血分离的冷沉淀Ⅷ因子≥40U、纤维蛋白原≥75mg；来自 400ml 全血分离的冷沉淀Ⅷ因子≥80U、纤维蛋白原≥150mg（见附录 2）。

冷沉淀凝血因子在 -18℃以下可保存 1 年（自血液采集之日起），须采用专用设备在受控条件下解冻，通常需要 15~30 分钟，解冻后宜尽快输注，不得再次冰冻。冷沉淀凝血因子解冻后 2~6℃下可储存 24 小时，解冻并在开放系统混合后应在 4 小时内输注（见附录 4）。

有研究表明冷沉淀凝血因子解冻后Ⅷ因子的活性在 6 小时下降到 86%，在 6~24 小时下降幅度较小，约下降到 80%；纤维蛋白原在 6 小时下降到 87%,6~24 小时没有变化。

6.5.1　功能

补充Ⅷ因子、ⅩⅢ因子、vWF、纤维蛋白原和纤维结合蛋白。

【释义】本条是关于冷沉淀凝血因子功能的解读。

冷沉淀凝血因子主要包含五种成分,其功能如下:

(1) Ⅷ因子又称抗血友病因子,是一种大分子复合物,可加速ⅩⅢ因子活化,促进血小板聚集,有助于血小板第Ⅲ因子的释放和形成内源性凝血活酶,其含量增加可促进内源凝血系统激活加快。Ⅷ因子缺乏症又称血友病 A,是一种遗传性疾病,患者常见自发性出血或外伤出血后止血困难等症状。

(2) ⅩⅢ因子是纤维蛋白稳定因子,催化可溶性纤维蛋白单体分子间的交联反应,促使纤维蛋白凝块更加紧密、坚固,增加纤溶抵抗。因此,ⅩⅢ因子对形成稳固的纤维蛋白凝块有重要作用。ⅩⅢ因子半衰期长,且因子活性 5% 以下也可以维持机体正常凝血功能[1]。ⅩⅢ因子缺乏时只能生成不稳定的可溶性纤维蛋白单体聚合物(SFM),患者常见延迟性出血,创面愈合不佳等症状。

(3) 血管性血友病因子(vWF)是一种重要的血浆成分,作为载体具有稳定Ⅷ因子的作用,参与构成Ⅷ因子复合物,且能与血小板相关位点结合,介导血小板的黏附和聚集过程。先天性或获得性 vWF 缺乏或功能异常时,可出现凝血障碍。

(4) 纤维蛋白原是凝血途径的效应分子,其含量增多可使内源性和外源性凝血途径加快,同时纤维蛋白原作为血小板间的桥梁,可使血小板聚集功能增强。

(5) 纤维结合蛋白又称纤维粘连蛋白,是一种黏性糖蛋白,具有促进纤维蛋白交联、细胞黏着、上皮细胞移行、修复和分化的作用,同时具有抑菌、抗感染和免疫调控作用。

6.5.2 适应证

主要适用于纤维蛋白原缺乏引起的出血,也可用于无特异性浓缩制剂使用时的Ⅷ因子缺乏症、ⅩⅢ因子缺乏症、血管性血友病、纤维蛋白异常及纤维蛋白原缺乏症;也可用于大量输血、DIC 以及其他治疗方法无效的尿毒症出血。

有特异性浓缩制剂可供使用时冷沉淀凝血因子不宜作为首选治疗方案。

【释义】本条是关于冷沉淀凝血因子输注适应证的要求。

正确使用冷沉淀凝血因子首先需明确病因,确定是否可通过输注冷沉淀凝血因子缓解病情,否则不仅达不到纠正凝血功能障碍的目的,反而会加重患者病情。

一、适应证[2]

(1)纤维蛋白原缺乏症:对于严重创伤、烧伤、白血病和肝衰竭等所致的纤维蛋白原缺乏患者,当纤维蛋白原 <1.0g/L 伴活动性出血或拟行手术,无纤维蛋白原制品时,可输注冷沉淀凝血因子补充纤维蛋白原。

(2)血友病 A:血友病 A 的治疗主要是补充Ⅷ因子,冷沉淀凝血因子是除Ⅷ因子浓缩剂外的最有效血液成分之一(表6.5.2-1)。

(3)血管性血友病(vWD):vWD 表现为血浆中 vWF 缺乏或缺陷。DDAVP 治疗无效且无Ⅷ因子浓缩制剂可用时,可输注冷沉淀凝血因子(表 6.5.2-1)。

表 6.5.2-1　血友病的冷沉淀凝血因子输注指南[1]

适应证	最低期望因子水平（%）	Ⅷ因子剂量（U/kg）	持续时间（天）
血友病①			
严重鼻黏膜、口腔黏膜出血②	20~30	10~15	1~2
关节积血、血肿、持续性血尿③、消化道出血、腹膜后出血	30~50	15~25	1~3
外伤无出血迹象舌/咽后出血	40~50	20~25	2~4
伴有出血的外伤手术、颅内出血④	100	50	10~14
血管性血友病⑤			
大手术	50	每日 40~60	
小手术	30	每日或隔日30~50	
牙科拔牙	30	20~30,单剂量	12 小时
自发性出血	30	20~30,单剂量	

注:①给药频率基于凝血因子的半衰期及出血的严重程度;
②抗纤维蛋白溶解剂除外;
③无痛性自发性血尿通常不需要治疗,可加强口服液体或静脉输注来维持肾脏输出;
④可连续输注,在初始剂量之后,给予 3U/(kg·h)剂量连续输注。维持剂量检测凝血因子水平进行调整;
⑤成人的推荐剂量(瑞斯托霉素辅助因子 ristocetin cofactor),输注频率和预期水平与Ⅷ因子相同

（4）大量失血或 DIC 大量失血或 DIC 时,纤维蛋白原下降先于其他凝血因子,提高纤维蛋白原阈值有利于改善预后,故当纤维蛋白原 <1.5~2.0g/L 或血栓弹力图检测 K 值延长、α 角缩小表现为功能性纤维蛋白原缺乏时,如无纤维蛋白原制品,可输注冷沉淀凝血因子补充纤维蛋白原。对于产科大出血的患者,纤维蛋白原下降得更快,推荐早期补充冷沉淀凝血因子。

（5）先天性或获得性ⅩⅢ因子缺乏症 冷沉淀凝血因子含有较丰富的ⅩⅢ因子,在无ⅩⅢ因子浓缩制剂时,常用冷沉淀凝血因子代替ⅩⅢ因子浓缩制剂进行输注。

（6）尿毒症出血 DDAVP 是首选治疗方案,冷沉淀凝血因子输注可作为其他治疗方案无法进行或无效时的替代治疗,但治疗效果尚未确证[3,4]。

输注冷沉淀凝血因子前后应检测纤维蛋白原或凝血因子水平,评估冷沉淀凝血因子输注效果。

二、不适用于输注冷沉淀凝血因子的情况

有特异性浓缩制剂可供使用时冷沉淀凝血因子不宜作为首选治疗方案。

6.5.3 输注指征[2]

大量输血或 DIC 伴纤维蛋白原水平 <1.0g/L 时,可输注冷沉淀凝血因子。创伤、产科和心脏手术患者纤维蛋白原维持在 1.5~2.0g/L。

【释义】本条是关于冷沉淀凝血因子输注指征的要求。

（1）获得性纤维蛋白原缺乏和出血:心脏手术是冷沉淀凝血因子输注最常见的外科适应证。血液暴露于体外、血液稀释、低温和(或)酸中毒都可能导致凝血功能异常,造成大量出血[5]。现有的输注指南建议治疗出血患者时应使其纤维蛋白原水平维持在 1.0g/L 以上[6];近期的一些实验研究表明将创伤、产科和心脏手术患者纤维蛋白原维持在 1.5~2.0g/L,则实验室指标及临床预后更好[7,8]。

（2）DIC、大量出血及大量输血:一般情况下,纤维蛋白原浓度在 0.5~1.0g/L 的范围内可达到止血效果,但纤维蛋白原浓度降至 1.0g/L 以下时,凝血指标会发生异常。当 DIC 或大量出血导致纤维蛋白原水平降低时,宜在接近 1.0g/L 时开始输注冷沉淀凝血因子[1]。

通常大量输血后可能伴随纤维蛋白原水平 <1.0g/L 时,可输注冷沉淀凝血因子。

6.5.4 输注原则

按照交叉配血次侧相容性原则输注,献血者不规则抗体筛查阴性的冷沉淀凝血因子可直接进行 ABO 相容性输注[2]。

【释义】本条是关于冷沉淀凝血因子输注原则的要求。

冷沉淀凝血因子输注原则与血浆相同。

6.5.5 输注剂量

输注剂量和频率取决于纤维蛋白原消耗速度、恢复时间和半衰期。纤维蛋白原在无其他消耗(如出血、DIC 等)的情况下半衰期大约是 4 天。通常成人每 5~10kg 输注 2U,婴幼儿减半(1U:由 200ml 全血分离的血浆制备,且符合 GB 18469 质量要求)[2,9]。

【释义】本条是关于冷沉淀凝血因子输注剂量的要求。

（1）治疗低纤维蛋白原血症或异常纤维蛋白原血症:输注

剂量和频率取决于纤维蛋白原消耗速度、恢复时间和半衰期。纤维蛋白原在无其他消耗(如出血、DIC 等)的情况下半衰期大约是 4 天。通常成人每 5~10kg(体重)输注 2U,即每千克体重输注 0.2~0.4U,婴幼儿减半(1U 是由 200ml 全血分离的血浆制备,且符合 GB 18469 质量要求)。

按如下公式可根据所需纤维蛋白原量计算冷沉淀凝血因子输注剂量:

所需纤维蛋白原(mg)=[纤维蛋白原目标水平(mg/dl) - 输注前纤维蛋白原水平(mg/dl)]× 血浆容量(ml)× 0.01(dl/ml)÷ 0.6*

所需冷沉淀凝血因子袋数 = 所需纤维蛋白原 / 每袋纤维蛋白原含量(mg)

#:血浆容量 = 体重(kg)× "单位体重血容量"(ml/kg)× (1.0–Hct)

通常情况下正常人的血容量约相当于体重的 7%~8%,或相当于每千克体重 70~80ml,其中血浆容量为 40~50ml。"单位体重血容量":成年女性平均为 65ml/kg;成年男性平均为 70ml/kg;早产新生儿 80~105ml/kg;足月新生儿为 90ml/kg;1~6 个月婴儿平均为 85ml/kg;6 个月 ~12 岁为 75ml/kg[10,11]。

*:纤维蛋白原平均回收率[12]

(2)用于无浓缩制剂时血友病 A 的治疗:患者出血时应一次足量输注达到预期Ⅷ因子水平,随后 8 小时 ~12 小时小剂量维持性输注;术后止血应持续输注 10 天以上。如果患者体内存在Ⅷ因子抗体,应大剂量输注或采用输注浓缩制剂、重组制品等其他治疗方案。通常每次输注剂量为 10~15U/kg。输注剂量可参考以下公式:

所需冷沉淀凝血因子袋数 =[预期Ⅷ因子升高水平(%)× 40× 患者体重(kg)]/ 每袋冷沉淀Ⅷ因子含量(U)[9]

　　（3）治疗血管性血友病及ⅩⅢ因子缺乏症：小剂量输注即可达到止血效果，冷沉淀凝血因子成分中 vWF 和ⅩⅢ因子浓度未知。这类患者应采用适当的实验室指标来决定输注频率。

　　输注冷沉淀凝血因子前后应检测纤维蛋白原、凝血因子水平或血栓弹力图，评估冷沉淀凝血因子输注效果。

· 参 考 文 献 ·

［1］Mark K Fung, Brenda J Grossman, Christopher D Hillyer, et al. Technical Manual［M］. 18th ed. the United States：AABB, 2014：524.

［2］Vassallo R, Bachowski G, Benjamin RJ, et al. A Compendium of Transfusion Practice Guidelines［M］. 2nd ed. American National Red Cross, 2013.

［3］Cooper, Shannon E. Practice Parameter for the Use of Fresh-Frozen Plasma, Cryopreci pitate, and Platelets［J］. JAMA：The Journal of the American Medical Association, 1994, 271（10）：777.

［4］Galbusera M, Remuzzi G, Boccardo P. Treatment of bleeding in dialysis patients［J］. Semin Dial, 2009, 22：279-286.

［5］Karlsson M, Ternström L, Hyllner M, et al. Prophylactic fibrinogen infusion reduces bleeding after coronary artery bypass surgery. A prospective randomised pilot study［J］. Thromb Haemost, 2009, 102：137-144.

［6］Callum JL, Karkouti K, Lin Y. Cryoprecipitate：the current state of knowledge［J］. Transfusion Med Rev, 2009, 23：177-188.

［7］Ahmed S, Harrity C, Johnson S, et al. The efficacy of fibrinogen concentrate compared with cryoprecipitate in major obstetric haemorrhage—an observational study［J］. Transfusion Med, 2012, 22：344-349.

［8］Spahn DR,Bouillon B,Cerny V,et al. Management of bleeding and coagulopathy following major trauma:an updated European guideline[J]. Crit Care,2013,17:R76.

［9］AABB,the American Red Cross,American's Blood Centers,and the Armed Services Blood Program. Circular of information for the use of human blood and blood components[M]. Bethesda,MD:AABB,2017.

［10］Barcelona SL,Thompson AA,Cote CJ. Intraoperative pediatric blood transfusion therapy:a review of common issues. Part II:transfusion therapy,special considerations,and reduction of allogenic blood transfusions[J]. Paediatric Anaesthesia,2005,15:814-830.

［11］Riley AA,Arakawa Y,Worley S,et al. Circulating blood volumes:a review of measurement techniques and a meta-analysis in children[J]. ASAIO Journal,2010,56:260-264.

［12］El-Ekiaby M,Goubran HA,Radosevich M,et al. Pharmacokinetic study of minipooled solvent/detergent-filtered cryoprecipitate factor Ⅷ[J]. Haemophilia,2011,17:e884-e888.

6.6 单采粒细胞

单采粒细胞是指在全封闭的条件下采用血细胞分离机将药物动员后外周血粒细胞含量符合条件的献血者血液中的粒细胞分离出来,并悬浮于一定量的血浆内的成分血。为收集足够数量的粒细胞,在采集前给予健康供者皮质类固醇(例如地塞米松)和(或)粒细胞集落刺激因子(G-CSF)用以刺激粒细胞的产生[1]。

每袋单采粒细胞容量为150~500ml,中性粒细胞含量≥1.0×

10^{10} 个。粒细胞成分中会混有一定量的血小板和红细胞,血细胞比容应≤0.15(见附录 2)。

粒细胞在 20~24 ℃下储存不超过 24 小时,且应避免震荡(见附录 4)。粒细胞在储存过程中活性下降迅速,采集后宜尽快使用。粒细胞必须通过标准的血液过滤器输注,但不能使用白细胞过滤器或微团聚体过滤器输注[2]。

6.6.1 功能

提高机体抗感染能力。

【释义】本条是关于粒细胞功能的解读。

粒细胞可提高机体的抗感染能力,粒细胞的颗粒中含髓过氧化物酶、酸性磷酸酶、吞噬素、溶菌酶、β 葡糖苷酸酶、碱性磷酸酶等,通过趋化作用、吞噬作用和杀菌作用在血液的非特异性细胞免疫中起着十分重要的作用。但也有文献报道对粒细胞的作用存在争议。

6.6.2 适应证

适用于出现感染、抗生素治疗 48 小时无效且中性粒细胞绝对值小于 0.5×10^9/L 的患者及先天性粒细胞功能障碍患者(如慢性肉芽肿病等)。

不适用于抗生素治疗有效的感染,也不适用于骨髓移植后粒细胞的重建。

【释义】本条是关于粒细胞输注适应证的要求。

当患有严重的中性粒细胞减少症(低于 0.5×10^9/L)和中性粒细胞功能障碍时,易发生危及生命的细菌和真菌感染。对于粒细胞缺乏的患者,循环内粒细胞数量与抗感染能力直接相关。如慢性肉芽肿病是一种原发性吞噬细胞功能缺陷病,临床上表现为严重的细菌和真菌感染致肉芽肿形成,输注粒细胞可以提高机体的杀菌能力[3];当患者使用抗生素治疗有效时,不应输注单采粒细胞治疗;骨髓移植后患者粒细胞重建期不宜通过输注粒细胞来提高粒细胞数量。

6.6.3 输注原则

6.6.3.1 按照 ABO 同型原则输注;如患者发生同种免疫反应或输注无效时,可输注白细胞抗原相合的献血者单采粒细胞。

【释义】本条是关于粒细胞输注原则的要求。

单采粒细胞应按照 ABO 同型的原则输注,输注前应进行交叉配血试验。如无法获得 ABO 同型的单采粒细胞,可选择次侧相容的 ABO 非同型单采粒细胞进行输注。如受血者血清中存在有临床意义的不规则抗体,宜筛选缺乏相应红细胞抗原的血液成分进行输注[4]。

接受粒细胞输注的患者有同种免疫的风险。如患者体内存在 HLA 抗体或 HNA 抗体,可能导致输注无效,宜选择与患者HLA 或 HNA 相合的粒细胞[4]。

输注粒细胞有传播 CMV 等病毒的风险。如果患者是 CMV阴性,宜为其提供 CMV 阴性的粒细胞[5]。

6.6.3.2 单采粒细胞制剂应辐照后输注。

【释义】本条是关于单采粒细胞须经辐照后再输注的要求。

单采粒细胞中含有大量具有免疫活性的 T 淋巴细胞,且多数需要输注粒细胞的患者存在严重的免疫功能不全,为预防TA-GVHD,单采粒细胞应辐照后再尽快输注[6]。

6.6.4 输注剂量

推荐成人和年龄较大的儿童每次输注剂量为 4×10^{10}~8×10^{10} 个粒细胞,婴幼儿每次输注 1×10^9~2×10^9 个粒细胞 /kg。粒细胞输注频率宜参考患者病情,一般每日 1 次,严重感染时可 1 日 2 次,输注 4~6 天,直到感染得到控制。

【释义】本条是关于粒细胞输注推荐剂量的要求。

对于危及生命的细菌或真菌感染的中性粒细胞减少患者,需反复使用大剂量的粒细胞,才能达到治疗效果。推荐成人和年龄较大的儿童粒细胞输注剂量每次为 4×10^{10}~8×10^{10} 个粒细胞。婴幼儿推荐每次输注 1×10^9~2×10^9 个粒细胞 /kg,换算成体积约为 15ml/kg[4]。

粒细胞输注频率宜参考患者病情,一般每日 1 次,严重感染时可 1 日 2 次,一旦开始实施粒细胞治疗,应连续输注 4~6 天,直到感染得到控制[4]。

输注一袋单采粒细胞(中性粒细胞 $\geq 1 \times 10^{10}$ 个),成人(70kg)中性粒细胞大约可升高 0.2×10^9/L。输注后外周粒细胞数量可能不会显著升高,不能仅以输注前、后外周血中性粒细胞计数的变化情况来评价输注效果。粒细胞输注的最终目标是为患者提供抗感染的能力,可通过观察感染是否被控制、患者是否退烧和粒细胞绝对值是否 $\geq 0.5 \times 10^9$/L 等来评价输注效果。

粒细胞应在患者可耐受的情况下 1~2 小时输注完毕。需要接受单采粒细胞治疗的患者,应尽早给予患者可耐受的最大剂量[4]。

严重中性粒细胞减少症(绝对中性粒细胞计数小于 $0.5 \times$

10^9/L）患者，如果药物无法控制感染，可考虑粒细胞治疗。如果慢性肉芽肿病（chronic granulomatous disease，CGD）患者有深层脓肿和（或）真菌感染，且抗菌治疗无效，也可考虑粒细胞输注。

有研究发现，联合药物、细胞因子和单采粒细胞输注能取得较好的感染控制和治疗效果[7]。

· 参 考 文 献 ·

［1］Kristin Thorausch，Miriam Schulz，Heike Bialleck，et al. Granulocyte collections：comparison of two apheresis systems［J］. Transfusion，2013，53（12）：3262-3268.

［2］Roseff SD，Luban NL，Manno CS. Guidelines for assessing appropriateness of pediatric transfusion［J］. Transfusion，2002，42：1398-1413.

［3］Leiding JW，Holland SM. Chronic Granulomatous Disease［M］// GeneReviews™. University of Washington，Seattle，1998.

［4］Wong ECC，Josephson CD，Punzalan RC，et al. Pediatric Transfusion：A physician's Handbook［M］. 4th ed. Bethesda，MD：AABB Press，2015：31-36.

［5］Mark K Fung，Brenda J Grossman，Christopher D Hillyer，et al. Technical Manual［M］. 18th ed. the United States：AABB，2014：135-165.

［6］AABB，the American Red Cross，American's Blood Centers，and the Armed Services Blood Program. Circular of information for the use of human blood and blood components［M］. Bethesda，MD：AABB，2017，17：47-48.

［7］Mark K Fung，Brenda J Grossman，Christopher D Hillyer，et al. Technical Manual［M］. 18th ed. the United States：AABB，2014：524-525.

6.7 去白细胞血液

血液成分中的白细胞容易引起非溶血性发热反应及相关病毒传播(如 CMV 等)等输血不良反应,去除白细胞可有效降低不良反应发生风险。全血、红细胞和血小板均可进行去白细胞处理。单采粒细胞主要功能成分是白细胞,不能进行去白细胞操作。临床常用的去白细胞血液主要是去白细胞悬浮红细胞和去白细胞单采血小板。

去白细胞血液中血细胞及血容量较未去除白细胞的血液成分有所下降。去白细胞悬浮红细胞容量同悬浮红细胞,血红蛋白含量要求:来源于 200ml 全血时 Hb≥18g,来源于 300ml 全血时 Hb≥27g,来源于 400ml 全血时 Hb≥36g;白细胞残留量要求:来源于 200ml 全血时其残余白细胞≤2.5×10^6 个,来源于 300ml 全血时其残余白细胞≤3.8×10^6 个,来源于 400ml 全血时其残余白细胞≤5.0×10^6 个。

去白细胞单采血小板容量、血小板含量及红细胞混入量与单采血小板相同,白细胞残留量≤5.0×10^6 个 / 袋。

去白细胞血液储存温度及储存条件与同类型非去白细胞血液成分相同。

血液成分特殊处理的机制不同,其适应证也不同,不应使用洗涤红细胞代替去白细胞悬浮红细胞,也不可用去白细胞处理代替辐照处理。

6.7.1 功能

减少非溶血性发热反应、白细胞抗原同种免疫反应及巨细

胞病毒(CMV)和人 T 淋巴细胞病毒(HTLV)- Ⅰ/Ⅱ感染等。

【释义】本条是关于去白细胞血液功能的解读。

(1) 减少非溶血性发热反应(febrile non-hemolytic transfusion reaction,FNHTR)(定义见附录 5):细胞因子的释放是引发 FNHTR 症状的共有途径,其细胞因子的来源有:①反复输血或妊娠,受血者体内产生了白细胞抗体,白细胞抗体与供者白细胞抗原结合,供者白细胞被破坏后释放出细胞因子;②血液保存过程中,白细胞发生储存损伤后释放出细胞因子。输注白细胞总数少于 5×10^6 的去白细胞血液可将 FNHTR 的发病率减少 60%[1-3]。

(2) 减少 HLA 同种免疫反应:HLA 是人体组织细胞共有的一种糖蛋白类抗原,循环血液中主要表达于白细胞表面。HLA 同种免疫反应是多次输注含 HLA 抗原不同型的血液后,刺激受者产生 HLA 抗体。输注血液时若白细胞总数少于 5×10^6 能有效防止初次同种免疫产生 HLA 抗体,可将 HLA 同种异体免疫和 HLA 介导的血小板输注无效降低 50%~80%[1-3]。

(3) 减少 CMV 和 HTLV-Ⅰ/Ⅱ 等病毒感染发生率:CMV 具有高度白细胞亲和性,以免疫功能低下患者为侵袭目标,引起间质性肺炎、肝炎、胃肠炎、脉络膜及视网膜炎等致死性脏器功能障碍。输血相关 CMV 感染主要是由于输注了感染 CMV 的白细胞引起,输注去白细胞血液可有效降低 92% 的巨细胞病毒感染风险[1-5]。

6.7.2 适应证

适用于需多次输血、有非溶血性发热反应史、免疫功能低下易感染 CMV 等病原微生物的患者等。

不适用于预防 TA-GVHD。

【释义】本条是关于去白细胞血液输注适应证的要求。

正确使用去白细胞血液需了解输注含有白细胞的血液可能引起的不良反应与相关疾病,达到保障输血安全以及临床治疗目的。

一、适应证

(1)需多次输血、有非溶血性发热反应史的患者:患者发生FNHTR的主要原因是输血、妊娠、器官移植等同种免疫,使患者产生了白细胞抗体而导致发热等症状。输血次数越多,患者白细胞抗体的检出率越高,输血前应用抗组胺和糖皮质激素等药物均不能预防其发生。

(2)减少输血传播CMV、HTLV-Ⅰ/Ⅱ等病毒:见6.7.1。

二、不适用于输注去白细胞血液的情况

(1)对其他细胞内病毒传播的影响尚未证实,如HIV-1/2和EB病毒(EBV)等病毒。

(2)去白细胞并不能预防输血相关移植物抗宿主病(TA-GVHD)[1],这类患者应使用辐照血液(见6.8)。

6.7.3　输注原则

与同类型非去白细胞血液制剂相同。

【释义】本条是关于去白细胞血液输注原则的要求。

去白细胞血液的输注原则与同类型非去白细胞血液成分相同。

◆ 参 考 文 献 ◆

[1] Carson TH. Standards for Blood Banks and Transfusion Services[M]. 28th

ed. Bethesda, MD: AABB Press, 2012.

[2] AABB, the American Red Cross, American's Blood Centers, and the Armed Services Blood Program. Circular of information for the use of human blood and blood components[M]. Bethesda, MD: AABB, 2017.

[3] Standards for Blood Banks and Transfusion Services[M]. 24th ed. Bethesda, MD: AABB Press, 2006.

[4] Ziemann M, Juhl D, Görg S, et al. The impact of donor cytomegalovirus DNA on transfusion strategies for at-risk patients[J]. Transfusion, 2013, 53(10): n/a-n/a.

[5] 赵树铭. 去除白细胞输血的临床意义[J]. 国际检验医学杂志, 2002, 23(3): 157-158.

6.8 辐照血液

辐照血液是指通过辐照源对血液成分进行照射,使血液制品中的 T 淋巴细胞 DNA 变性并失去增殖活性的成分血。辐照源主要有 γ 射线和 X 射线两种。辐照容器的中心位置辐照强度应达到 25~50Gy,周围辐照强度应 >15Gy。

红细胞、血小板、粒细胞及未经冰冻的血浆成分等均可以进行辐照。未见输注冰冻后的血浆及冷沉淀引起 TA-GVHD 的报道,这类血液成分可不进行辐照处理。

全血和红细胞应在采集后 14 天内辐照,辐照后保存期为 14 天,储存温度为 2~6℃;血小板和粒细胞辐照后与原保存期相同。

辐照可造成红细胞膜一定程度的损伤,随着保存期的延长,辐照后的全血或红细胞成分血钾水平升高较快,故辐照血应尽快使用。

6.8.1 功能

预防免疫功能低下的患者发生 TA-GVHD。

【释义】本条是关于辐照血液的功能解读。

患者发生 TA-GVHD 后可出现发热、皮疹、肝功能损害、全血细胞减少,骨髓增生低下,且造血细胞减少及淋巴细胞增多等情况[1]。辐照血液成分中的 T 淋巴细胞失去增殖活性,可以预防 TA-GVHD 的发生。

6.8.2 适应证

宫内换血和宫内输血;已知或疑似免疫缺陷的儿科患者;先天性细胞免疫缺陷症(如 SCID、先天性胸腺和甲状旁腺发育不全)和霍奇金病;粒细胞输注;亲属间输血(不受亲缘关系远近及患者免疫状态限制);人类白细胞抗原(HLA)配型的血液成分输注;接受移植手术的患者输血;患者正在接受抑制 T 细胞功能的治疗(如嘌呤核苷类药物-氟达拉滨、苯达莫司汀、咪唑硫嘌呤;阿仑单抗等)等。

【释义】本条是关于辐照血液适应证的要求。

对于 TA-GVHD 高危人群,需要认真评估病情,掌握辐照血液输注适应证,避免因输注非辐照血液而引起 TA-GVHD 的发生,造成严重输血不良反应。

(1)胎儿及新生儿的输血和换血:胎儿及新生儿的输血和换血推荐使用辐照血液[2,3]:①单纯宫内输血:尽管几乎没有单纯宫内输注非亲缘血液后发生 TA-GVHD 的病例报告,但胎儿发育不成熟,需要输注大量血液时,推荐使用辐照血液;②宫内输血加换血:尽管病例报道很少,但已发表的证据支持宫内输血加换血时使用输注辐照血液;③单纯换血:早产儿和足月儿单纯换血后发生 TA-GVHD 的报告病例很少,综合评估现有证据认为,早产儿和足月儿换血使用辐照血液是较为谨慎的策略,但不是强制标准。

早产儿和足月儿常规红细胞输注不必使用辐照红细胞,但两种情况除外:①有宫内输血史,从预产期(40 周)算起 6 个月以内需输注红细胞时;②献血者是 1 级或 2 级亲属时[4,5]。

有关使用辐照红细胞的推荐也同样适用于血小板,有两种情况宜输注辐照血小板[3]:①同种免疫血小板减少症患儿宫内输注血小板;②有宫内输注红细胞或者血小板病史,从预产期(40 周)算起 6 个月内需输注血小板时。

(2) 已知或疑似免疫缺陷的儿科患者:新生儿特别是早产儿由于生理性免疫功能低下,发生 TA-GVHD 的风险较高。

以 T 淋巴细胞缺失或 T 细胞功能严重缺陷为特征的重度原发性 T 淋巴细胞免疫缺陷的患儿推荐使用辐照血液。

(3) 先天性细胞免疫缺陷症患者:所有患有先天性细胞免疫缺陷症的患者均应输注辐照血液[4,5]。

(4) 霍奇金淋巴瘤患者:霍奇金病现称为霍奇金淋巴瘤,任何临床分期的霍奇金淋巴瘤的成人和儿童患者宜输注辐照血液[3]。

(5) 需输注粒细胞的患者:由于粒细胞血液成分混有大量淋巴细胞,且要求采集后尽快输注,因此儿童和成人输注的粒细胞均宜进行辐照,且辐照后宜尽快输注[3]。

(6) HLA 配型和移植患者[3-5]

1) 异体造血干细胞移植受者从化放疗预处理初期就应使

用辐照血液,且持续至 GVHD 预防性治疗停止为止;如果患者存在慢性 GVHD 或需要继续给予免疫抑制治疗,则应一直使用辐照血液。

2）骨髓和外周造血干细胞捐献者在捐献前 7 天内或采集当日宜输辐照红细胞。

3）自体骨髓或外周造血干细胞移植患者从开始化放疗直至移植后 3 个月（采用全身辐照预处理则为 6 个月）宜输辐照红细胞。

4）采集自体骨髓或外周造血干细胞以供回输的患者在骨髓或外周造血干细胞采集前 7 天和采集期间宜输辐照红细胞。

（7）患者正在接受抑制 T 细胞功能的治疗

1）正在接受抑制 T 细胞功能治疗的患者均建议使用辐照血液,这些治疗药物包括:氟达拉滨、克拉屈滨、脱氧助间型霉素、苯达莫司汀、咪唑硫嘌呤及阿仑单抗等。

2）在获得安全证据之前,为谨慎起见,推荐使用氯法拉滨及其他新的嘌呤拮抗剂以及相关药物的患者推荐输注辐照血液。

3）接受抗胸腺细胞球蛋白和（或）阿仑单抗免疫抑制治疗的再生障碍性贫血患者宜输注辐照血液。

（8）亲属间输血:一般情况下并不提倡亲属间输血,但在特殊情况下需要亲属间输血时（如稀有血型患者等）,需进行辐照处理。

（9）其他:辐照血液制品可作为同类型非辐照血液使用,适应证与同类型非辐照血液相同。

6.8.3　输注原则

与同类型非辐照血液制剂相同。

【释义】本条是关于辐照血液制品输注原则的要求。

辐照血液的输注基本原则与同类型非辐照血输注原则一致,具体输注原则见各血液成分输注原则介绍。

◆参 考 文 献◆

[1] 中国医学科学院医学创新工程输血不良反应团队,中国医学科学院输血不良反应重点实验室.《输血反应分类分级与相关性标准》(2018版).

[2] Parkman R,Mosier D,Umansky I,et al. Graft-versus-host disease after intrauterine and exchange transfusions for hemolytic disease of the newborn [J]. New Engl J Med,1974,290:359-363.

[3] Treleaven J,Gennery A,Marsh J,et al. Guidelines on the use of irradiated blood components prepared by the British Committee for Standards in Haematology blood transfusion task force[J]. Br J Haematol,2011,152:35-51.

[4] 郭永建,黄文华,罗玉丽.英国辐照血液使用指南及其对我国的启示[J]. 中国输血杂志,2011,24(3):261-266.

[5] Apperley J,Carreras E,Gluckman E,et al. European School of Haematology (ESH)-EBMT Handbook:Haemopoietic stem cell transplantation[M]. 5th ed. Barcelona,EBMT,2008:151-152.

7 输血不良反应

输血治疗可能发生发热、过敏等不良症状,医务人员应有效识别和上报输血不良反应类型,并有效处理。临床医生可以根据不同成分血的特点选择相应血液制剂降低不良反应的发生率。

输血不良反应的分类主要有输血相关循环超负荷、输血相关急性肺损伤、输血相关呼吸困难、过敏反应、输血相关低血压反应、非溶血性发热反应、急性溶血性输血反应、迟发性溶血性输血反应、迟发性血浆反应、输血相关性移植物抗宿主病、输血后紫癜、感染性输血反应、其他/未知。

【释义】输血不良反应是指输血过程中或输血结束后,受血者发生的用原来疾病不能解释的新的症状或体征[1]。主要输血不良反应类型有:输血相关循环超负荷、输血相关急性肺损伤、输血相关呼吸困难、过敏反应、输血相关低血压反应、非溶血性发热反应、急性溶血性输血反应、迟发性溶血性输血反应、迟发性血浆反应、输血相关性移植物抗宿主病、输血后紫癜、感染性输血反应、其他/未知等[2]。熟知各种输血不良反应,掌握输血反应的预防、诊断及处理对于提高患者输血安全至关重要。

7.1 输血相关循环超负荷

输血相关循环超负荷(transfusion-associated circulatory

overload,TACO)是指输血量过多或输血速度过快而引起的充血性心力衰竭和肺水肿,患者于输血中或输血停止后6小时内出现急性呼吸窘迫、脑钠肽升高、中心静脉压升高、左心衰、液体超负荷、肺水肿等症状或体征[2]。多见于婴幼儿和老年患者及肾功能不全、心肺功能障碍以及慢性严重贫血患者等。输血前应对患者进行充分评估,高危患者尽量避免或减少输血、尽可能选择浓缩血液成分并严格控制输血速度[3]。

7.2 输血相关急性肺损伤

输血相关急性肺损伤(transfusion-related acute lung injury,TRALI)是指患者输血过程中或输血结束后6小时内出现新发的以低氧血症和急性非心源性肺水肿为主要表现的临床综合征[2]。可伴有剧烈寒战、心动过速、发热或低体温、低血压或高血压以及一过性白细胞减少等,影像学检查可见双侧肺部浸润影。TRALI起病急、病情重、病死率高,已成为输血导致死亡的主要原因之一。约90%是由HLA抗体或人HNA抗体诱发。血液在储存过程中积累的细胞衍生物质也可能引起TRALI。由于多次妊娠的妇女血中存在HLA抗体的概率高,输注来源于多次妊娠献血员的血液时,患者发生TRALI的概率增加。在部分国家采用男性供者血浆,对有妊娠史和输血史的供血者进行HLA/HNA抗体筛查,可在一定程度上降低TRALI发生风险[4]。TRALI是一种排除性诊断,尚无特异性诊断标志和有效的临床治疗方法,一旦发生通常需要进行机械通气给予呼吸支持。

7.3 输血相关呼吸困难

输血相关呼吸困难(transfusion-associated dyspnea, TAD)是指输血结束后 24 小时内发生的急性呼吸困难,排除导致呼吸困难的其他原因后可确诊。急性溶血反应、TACO、TRALI、过敏反应等都可能导致患者出现呼吸困难,需要根据患者症状体征及相关实验室检查进行鉴别[2]。

7.4 过敏反应

输血相关过敏反应(allergic transfusion reactions)发生于输血时或输血结束后 4 小时内,多数患者症状轻微,以皮疹、瘙痒等皮肤症状为主,可伴有局部血管神经性水肿,妊娠和多次输血可增加反应风险[2,5]。重度过敏反应(anaphylactic transfusion reactions)可出现支气管痉挛、低血压、过敏性休克等危及生命的全身性过敏症状,多发生于 IgA 缺陷患者[6]。

轻中度过敏反应,如果药物治疗后症状缓解,可在密切观察下以较慢的速度继续输血。重度过敏反应应立即停止输血,对症处理并给予相应的呼吸循环支持。降低血液成分中的血浆含量可以起到一定的预防作用,IgA 缺乏患者建议输注 IgA 缺乏供者的血液成分或输注洗涤红细胞。有中重度过敏反应史的患者可以在输血前预防性使用抗组胺药物。

7.5 输血相关低血压反应

输血相关低血压反应(hypotensive transfusion reaction)较为

少见,患者在输血过程中或输血结束后 1 小时内出现血压大幅度降低,排除导致血压降低的其他原因后可确诊[2]。多发生于正在服用 ACEI 类药物并使用带负电荷床旁白细胞过滤器的高血压患者[7]。怀疑出现低血压反应,必须立即停止输血,低血压症状会因输血停止而迅速缓解。除避免高危患者使用床边白细胞过滤器、输血前更换 ACEI 类降压药物外,尚无其他常规预防措施。

7.6 非溶血性发热反应

非溶血性发热反应(febrile non-hemolytic transfusion reaction,FNHTR)是指输血时或输血结束后 4 小时内患者体温≥38℃或较输血前体温升高≥1℃,用其他原因不能解释的发热反应,多发生于反复输血或多次妊娠的受血者[2]。

FNHTR 是排除性诊断,应对溶血反应、细菌污染反应等进行排除,发生时应立即停止输血。通常不建议通过输血前用药来预防 FNHTR[8]。对于由于基础疾病导致持续性发热的患者,输血前可以使用退热类药物控制患者体温;对于长期输血或有 FNHTR 病史的高危患者,可以使用去白细胞血液成分进行预防;对于使用去白细胞血液成分仍然出现发热的患者,建议使用洗涤红细胞,并输血前预防性使用退热类药物。

7.7 急性溶血性输血反应

急性溶血性输血反应(acute hemolytic transfusion reaction,AHTR)发生于输血过程中或输血结束后 24 小时内,患者突发发热、寒战、腰背痛、低血压、呼吸困难、恶心呕吐、血红蛋白尿等症状体征,严重时可出现 DIC、急性肾衰、休克、甚至死亡[2]。

人为差错是 AHTR 发生的主要原因,怀疑患者发生溶血反应,应立即停止输血,重新核对患者相关信息并进行相关实验室检查。通过直接抗人球蛋白试验(DAT)阳性、血清结合珠蛋白降低、乳酸脱氢酶升高等实验室证据,结合临床表现可基本确诊。发热、寒战是 AHTR 最常见的首发症状,且有时是溶血的唯一临床症状,如出现发热、寒战等,应立即对溶血反应进行排除。一旦确诊,尽早输液补充血容量,碱化尿液,应用利尿药物,并密切关注血压变化,严重溶血反应时应尽早施行换血疗法。

7.8 迟发性溶血性输血反应及迟发性血浆反应

迟发性溶血性输血反应(delayed hemolytic transfusion reaction, DHTR)是患者由于输血产生记忆性免疫应答,抗体滴度升高而引发的溶血反应,多见于有输血史或妊娠史的受血者。于输血结束 24 小时后发生,多为血管外溶血反应,症状轻微,以输血后发热、贫血或轻度黄疸为主要临床表现。DAT 试验阳性,可检测到红细胞同种抗体。多数情况下无需特殊处理,严重时可按急性血管内溶血进行处理。高危患者选择抗原匹配程度高的血液成分可降低反应发生风险。

迟发性血浆反应(delayed serological transfusion reactions, DSTR)也称迟发性血清学反应,与 DHTR 发生机制相似,患者可检测到新出现的、有临床意义的红细胞抗体,但无溶血相关临床症状和实验室证据[9]。

7.9 输血相关移植物抗宿主病

输血相关移植物抗宿主病(transfusion-associated graft versus host disease,TA-GVHD)是由于供血者的免疫活性淋巴细胞在受血者体内存活增殖,对受血者组织进行攻击而引起的一种罕见的致命性输血并发症。患者多于输血后2天至6周出现皮疹、腹泻、发热、肝大、肝功能异常、再生障碍性贫血以及全血细胞减少等症状体征,结合皮肤、肝脏组织活检结果可确诊[2,10]。目前缺乏有效的治疗手段,一旦发生进展迅速,病死率极高。临床上以预防为主,高危患者使用辐照血液成分、避免使用新鲜血液成分可起到一定的预防作用[11]。

7.10 输血后紫癜

输血后紫癜(post-transfusion purpura,PTP)是指输血引起的免疫性血小板减少,多发生于输血后1~2周,较为罕见。受血者由于自身血小板的大量破坏而出现瘀斑、紫癜等不同程度的出血症状,严重时可因颅内出血或失血性休克而死亡,高龄、血小板输注、多次输血是发病高危因素。患者血小板计数较输血前降低80%以上,若同时检测到血小板特异性抗体则可确诊[2]。PTP呈自限性,除致命性大出血外,一般可在几周后自愈,血小板计数恢复正常。使用洗涤血液成分、自体输血或使用HPA相容供体的血液成分可起到预防作用。如患者出现致命性大出血,可输注抗原阴性血小板。

7.11 感染性输血反应

细菌、病毒等病原体可通过输血进行传播,导致患者出现感染性输血反应。从输注血液成分及受血者血液中检测到相同的病原体可确诊[2]。当患者体温升高≥2℃,停止输血或使用退热类药物后不能缓解,则高度怀疑细菌污染,应立即对相应血液成分进行细菌鉴定[12]。怀疑发生感染性输血反应时,应立即停止输血并及时采取措施进行抗休克治疗;可根据临床判断尽早联合使用强效、广谱抗生素,病原菌明确后,应立即改用最敏感抗生素进行治疗。在采血、成分血制备以及血液储存、运输及输注过程中严格执行无菌操作,发血前对血液外观及包装等进行仔细检查可降低病原体输血传播风险。

7.12 其他/未知

此外,输血还可能导致患者出现枸橼酸盐反应、钾超载、低体温、坏死性小肠结肠炎、含铁血黄素沉着症等“其他”类型输血不良反应。当患者出现输血相关的不良反应症状,但不能确定其反应类型时,可暂列为“未知”。

• 参 考 文 献 •

[1]刘景汉,汪德清,兰炯采,等.临床输血学[M].北京:人民卫生出版社,2011,3:397-400.

[2]中国医学科学院医学创新工程输血不良反应团队,中国医学科学

院输血不良反应重点实验室.《输血反应分类分级与相关性标准》
（2018 版）.

［3］Andrzejewski CJ, Casey MA, Popovsky MA. How we view and approach transfusion-associated circulatory overload：pathogenesis, diagnosis, management, mitigation, and prevention［J］. Transfusion, 2013, 53（12）：3037-3047.

［4］Vlaar AP, Juff ermans NP. Transfusion-related acute lung injury：a clinical review［J］. Lancet, 2013, 382：984-994.

［5］Hirayama F. Current understanding of allergic transfusion reactions：incidence, pathogenesis, laboratory tests, prevention and treatment［J］. Br J Haematol, 2013, 160：434-444.

［6］Zilberstein J, McCurdy MT, Winters ME. Anaphylaxis. J Emerg Med, 2014, 47（2）：182-187.

［7］Sweeney JD, Dupuis M, Mega AP. Hypotensive reactions to red cells filtered at the bedside, but not to those filtered before storage, in patients taking ACE inhibitors［J］. Transfusion, 1998, 38：410-411.

［8］Kennedy LD, Case LD, Hurd DD, et al. A prospective, randomized, double-blind controlled trial of acetaminophen and diphenhydramine pretransfusion medication versus placebo for the prevention of transfusion reactions［J］. Transfusion, 2008, 48：2285-2291.

［9］Ness PM, Shirey RS, Thoman SK, et al. The differentiation of delayed serologic and delayed hemolytic transfusion reactions：incidence, long-term serologic findings, and clinical significance［J］. Transfusion, 1990, 30：688-693.

［10］Anderson KC, Weinstein HJ. Transfusion-associated graft-versus-host disease［J］. New Engl J Med, 1990, 323：315-321.

[11] Uchida S,Tadokoro K,Takahashi M,et al. Analysis of 66 patients with definitive transfusion-associated graft-versus-host disease and the effect of universal irradiation of blood[J]. Transfusion Med,2013,23(6):416-422.

[12] Eder AF,Goldman M. How do I investigate septic transfusion reactions and blood donors with culture-positive platelet donations[J]? Transfusion,2011,51:1662-1668.

8 注意事项

8.1 使用时间与输注速度

8.1.1 全血和成分血出库后,应在 4 小时内完成输注,不应再进行保存。

【释义】本条是关于全血和成分血出库后输注时间及保存的要求。

全血和成分血从血液的采集、制备、运输和贮存,直到输注开始的过程中,要求贮存环境适宜且全程温度受控,血液提取需使用专用取血箱。医务人员携带取血箱和取血单到输血科(或血库)取血;或者通过其他保证血液安全的方式实现取血和发血。

取回的血液应确保处于有效的冷链环境中并尽快输注,不能长时间存放在取血箱内或置于工作台上。

一般来说,从输血科取回的血液宜在 30 分钟内开始输注,从血液发出到输血结束的总时间不宜超过 4 小时。输血治疗前应做好一切准备工作,避免发生血液取回不能及时输注的情况。输血科或临床医护人员应限制单次取血量,确保血液在规定时间内完成输注。建议红细胞单次取血量不超过 2U,血浆不超过 400ml,血小板以一个治疗量的单采血小板或相当剂量的浓缩血小板为宜。当急诊大量失血、术中大出血、加压输血或多通路输血时,可根据病情需求适当增加取血量,但一次取血总量应在 4 小时内输完。

8.1.2 输注速度宜先慢后快,起始的 15 分钟慢速输注,严密监测是否发生输血不良反应。若无不良反应,以患者能够耐受的最快速度完成输注。

【释义】本条是关于全血和成分血输注速度的要求。

由于异体输血可能发生严重的输血不良反应,因此,一般情况下,输血起始的 15 分钟应慢速输注,严密监测,一旦发生输血不良反应应立即停止输血。输血过程中应多次巡视,观察并记录病人的生命体征,以及时发现输血反应。各种血液成分的推荐速度见表 8.1.2-1。

表 8.1.2-1 非紧急情况下推荐输血速度[1]

血液成分	成人推荐输血速度		备注
	前 15min	15min 后	
红细胞	1~2ml/min（60~120ml/h）	可耐受的最快速度；4ml/min 或 240ml/h	如患者有循环超负荷风险,可调整滴速至 1ml/(kg·h)
血小板	2~5ml/min（120~300ml/h）	可耐受的最快速度；约 300ml/h	如患者有循环超负荷风险,可调整滴速至 1ml/(kg·h)
血浆	2~5ml/min（120~300ml/h）	可耐受的最快速度；约 300ml/h	如患者有循环超负荷风险,可调整滴速至 1ml/(kg·h)

续表

血液成分	成人推荐输血速度		备注
	前 15min	15min 后	
冷沉淀	2~5ml/min （120~300ml/h）	可耐受的最快速度；约 300ml/h	如患者有循环超负荷 风险，可调整滴速至 1ml/（kg·h）
粒细胞	1~2ml/min （60~120ml/h）	120~150ml/h 或可耐受 的最快速度	应在采集辐照后尽快 输注

8.2 输血器材

输血器材使用注意事项见 WS/T 433—2013 中 6.6 及 6.7。

【释义】本条是关于输血器材的要求。

输血器材使用注意事项见附录 3 WS/T 433—2013 静脉治疗护理技术操作规范 6.6 及 6.7。

常规输血应使用专用的有滤网的输血器，以去除血液凝块和微聚物。输血前准备时，应检查输血器外包装的完整性和有效期，打开输血器外包装并检查输血器的完整性。输血前应用无菌生理盐水预冲输血器管道。

输血结束后，由用血科室按《医疗废物管理条例》的要求处理血袋和输血器。当发生输血不良反应或输血不良事件时，应把血袋封闭后送输血科进一步检查或按要求封存。

8.3 药物添加

除生理盐水外，血液制剂中不得添加任何药物。

【释义】本条是关于输血过程中药物添加的要求。

在输血过程中不应向血液中添加除生理盐水以外的任何物质。不可加入其他药物以免发生药物配伍禁忌或溶血。当患者同时需输注其他液体或药物时，应通过不同的静脉通道进行。

8.4 血液加温

血液置换、大量输血及患者体内存在具有临床意义的冷凝集素时宜进行血液加温。血液加温宜采用专用血液加温仪。

【释义】本条是关于血液加温的要求。

低体温是"致死三联征"（低体温、代谢性酸中毒、凝血功能障碍）中重要的一环，会导致诸多不良结局，如心血管不良事件、伤口感染、凝血/纤溶功能障碍等。临床常规输血一般不需要进行血液加温[2]，但应对患者进行评估，考虑输冷藏血液可能带来的低体温风险。

血液置换、大量输血及体内存在具有临床意义的冷凝集素的患者输血时，宜对血液进行加温；胎儿和新生儿体温调节能力不足，且血容量很低，输血或血液置换时应将血液成分加温；儿童、老年患者也应给予特别关注。当患者出现低体温，输血时应对血液成分加温同时采取其他复温措施。但关于血液加温仪在冷凝集素患者中的应用，目前尚有争议[2,3]。

血液加温应在专用仪器设备中进行。血液加温装置应配备温度传感装置和报警系统，防止溶血或其他损害。不宜使用热水浴、散热片等非专业血液加温设备对血液进行加温。

参 考 文 献

[1] Mark K Fung, Brenda J Grossman, Christopher D Hillyer, et al. Technical Manual[M]. 18th ed. the United States : AABB, 2014 : 554.

[2] Donham JA, Denning V. Cold agglutinin syndrome : Nursing management [J]. Heart Lung, 1985, 14 : 59-67.

[3] Iserson KV, Huestis DW. Blood warming : Current applications and techniques[J]. Transfusion, 1991, 31 : 558-571.

WS

中华人民共和国卫生行业标准

WS/T 623—2018

全血和成分血使用

Transfusion of whole blood and blood components

2018-09-26 发布

2019-04-01 实施

中华人民共和国国家卫生健康委员会 发布

前　言

本标准按照 GB/T 1.1—2009 给出的规则起草。

根据《中华人民共和国献血法》及《医疗机构临床用血管理办法》制定本标准。

本标准起草单位:中国医学科学院输血研究所、中国医学科学院北京协和医院、中国医学科学院阜外心血管医院、中国医学科学院肿瘤医院、复旦大学附属华山医院、四川大学华西医院、江苏省血液中心、深圳市血液中心。

本标准主要起草人:刘忠、纪宏文、张印则、陈青、虞雪融、白连军、赵国华、张嵘、夏荣、陈唯韫、秦莉、李玲。

全血和成分血使用

1 范围

本标准规定了全血和成分血的适应证、输注剂量和使用方法。
本标准适用于医疗机构开展临床输血治疗的全过程。

2 规范性引用文件

下列文件对于本文件的应用是必不可少的。凡是注日期的引用文件,仅注日期的版本适用于本文件。凡是不注日期的引用文件,其最新版本(包括所有的修改单)适用于本文件。

GB 18469 全血及成分血质量要求

WS/T 203 输血医学常用术语

WS/T 433—2013 静脉治疗护理技术操作规范

3 术语和定义

GB 18469 及 WS/T 203 界定的以及下列术语和定义适用于本文件。

3.1

大量失血 massive blood loss

24h 内丢失一个自身血容量(正常成人体重的 7%;儿童体重的 8%~9%);或 3h 内丢失 50% 自身血容量;或成人出血速度达到 150mL/min;或出血速度达到 1.5mL/(kg·min)超过 20min;失血导致收缩压低于 90mm/Hg 或成人心率超过 110 次 /min。

3.2

普通冰冻血浆 frozen plasma

冰冻血浆的一种,含有稳定的凝血因子。

3.3

去冷沉淀血浆 plasma cryoprecipitate reduced

冰冻血浆的一种,也称为冷上清,从新鲜冰冻血浆中分离出冷沉淀凝血因子后的血浆。

4　缩略语

下列缩略语适用于本文件。

APTT：活化部分凝血活酶时间（activated partial thromboplastin time）

DIC：弥散性血管内凝血（disseminated intravascular coagulation）

Hb：血红蛋白（hemoglobin）

Hct：红细胞压积（hematocrit）

INR：国际标准化比值（international normalized ratio）

PT：凝血酶原时间（prothrombin time）

SCID：严重联合免疫缺陷（severe combined immune deficiency）

TACO：输血相关循环超负荷（transfusion associated circulatory overload）

TA-GVHD：输血相关移植物抗宿主病（transfusion associated graft-versus-host disease）

TRALI：输血相关急性肺损伤（transfusion related acute lung injury）

TTP：血栓性血小板减少性紫癜（thrombotic thrombocytopenic purpura）

vWF：血管性血友病因子（von willebrandfactor）

5　通则

5.1　不可替代原则

只有通过输血才能缓解病情和治疗患者疾病时，才考虑输血治疗。

5.2　最小剂量原则

临床输血剂量应考虑输注可有效缓解病情的最小剂量。

5.3　个体化输注原则

临床医生应针对不同患者的具体病情制定最优输血策略。

5.4　安全输注原则

输血治疗应以安全为前提，避免对患者造成额外伤害。

5.5　合理输注原则

临床医生应对患者进行输血前评估，严格掌握输血适应证。

5.6　有效输注原则

临床医生应对患者输血后的效果进行分析，评价输注的有效性，为后续的治疗方案提供依据。

6 全血和成分血的特点和使用方法

6.1 全血

6.1.1 特点

全血制剂的成分与体内循环血液成分基本一致,采集后随着保存期的延长,全血中血小板及不稳定凝血因子逐渐失去生物学活性。目前临床应用较少。

6.1.2 功能

提高血液携氧能力,增加血容量。

6.1.3 适应证

适用于大量失血及血液置换的患者。

不适用于符合成分血输注指征的患者;也不宜用于治疗凝血障碍、单纯性扩充血容量、促进伤口愈合或是改善人体状态。

6.1.4 输注原则

按照 ABO 及 RH 同型且交叉配血相合的原则进行输注。

6.1.5 输注剂量

输注剂量取决于失血量、失血速度、组织缺氧情况等。

6.2 红细胞

6.2.1 功能

提高血液携氧能力,缓解缺氧引起的临床症状。

6.2.2 适应证

适用于改善慢性贫血或急性失血导致的缺氧症状,也可用于血液置换,如严重的新生儿溶血病、寄生虫感染(疟疾、巴贝西虫病等)、镰状细胞贫血等[3]。

不适用于药物治疗有效的贫血;也不应作为扩充血容量、促进伤口愈合或是改善人体状态的治疗手段。

6.2.3 红细胞制剂常见种类

红细胞制剂常见种类的特点及适应证见表1。

表 1　红细胞制剂常见种类的特点及适应证

品名	特点	适应证
浓缩红细胞	最小限度扩充血容量,减轻受血者循环负荷,并减少血液添加剂对患者的影响	适用于存在循环超负荷高危因素的患者,如充血性心力衰竭患者及婴幼儿患者等
洗涤红细胞	去除了全血中 98% 以上的血浆,可降低过敏、非溶血性发热反应等输血不良反应	适用于以下患者改善慢性贫血或急性失血引起的缺氧症状: a)对血浆成分过敏的患者; b)IgA 缺乏的患者; c)非同型造血干细胞移植的患者; d)高钾血症及肝肾功能障碍的患者; e)新生儿输血、宫内输血及换血等。
冰冻解冻去甘油红细胞	冰冻红细胞保存期长;解冻、洗涤过程去除了绝大多数白细胞及血浆	适用于稀有血型患者及有特殊情况患者的自体红细胞保存与使用等
悬浮红细胞	Hct 适中(0.50~0.65),输注过程较为流畅	适用于以上患者之外的慢性贫血或急性失血患者

6.2.4　输注指征

6.2.4.1　血流动力学稳定的患者

　　血流动力学稳定的患者红细胞输注指征见表 2。制定输血策略应同时参考临床症状、Hb 水平、心肺功能、组织氧供与氧耗等因素,不应将 Hb 作为输注红细胞成分的唯一指征。

表2 血流动力学稳定的患者红细胞输注指征

Hb水平	建议	临床表现
>100g/L	不推荐输注	特殊情况（例如心肺功能重度障碍等患者）由临床医生根据患者病情决定是否输注
80g/L~100g/L	一般不需要输注,特殊情况可考虑输注	术后或患有心血管疾病的患者出现临床症状时(胸痛;体位性低血压或液体复苏无效的心动过速;贫血所致的充血性心力衰竭等); 重型地中海贫血; 镰状细胞贫血患者术前; 急性冠状动脉综合征等
70g/L~80g/L	综合评估各项因素后可考虑输注	术后; 心血管疾病等
<70g/L	考虑输注	重症监护等
<60g/L	推荐输注	有症状的慢性贫血患者Hb<60g/L可考虑通过输血减轻症状,降低贫血相关风险; 无症状的慢性贫血患者宜采取其他治疗方法,如药物治疗等

注:高海拔地区及婴幼儿患者可依据病情适当提高Hb阈值。

6.2.4.2 活动性出血患者

活动性出血患者由临床医生根据出血情况及止血效果决定是否输注红细胞。

6.2.5 输注原则

6.2.5.1 浓缩红细胞、悬浮红细胞按照ABO同型且交叉配血相容性原则进行输注。

6.2.5.2 洗涤红细胞、冰冻解冻去甘油红细胞按照交叉配血主侧相容性原则输注,优先选择 ABO 同型输注。

6.2.6　输注剂量

6.2.6.1　患者未出现活动性出血时,红细胞使用剂量根据病情和预期 Hb 水平而定。输注 1U 红细胞可使体重 60kg 的成年人 Hb 水平提高约 5g/L(或使 Hct 提高约 0.015)。婴幼儿每次可输注 10~15mL/kg,Hb 水平提高20~30g/L。

6.2.6.2　患者处于活动性出血时,红细胞输注剂量取决于失血量、失血速度及组织缺氧情况。

6.2.6.3　洗涤红细胞、冰冻解冻去甘油红细胞等在加工过程中会损失部分红细胞,用量可适当增加。

6.3　血小板

6.3.1　功能

预防或治疗因血小板数量减少或功能异常而引起的出血或出血倾向。

6.3.2　适应证

适用于血小板数量减少或功能异常引起的凝血功能障碍。

不适用于与血小板数量减少或功能异常无关的出血,也不适用于自身免疫性血小板减少症,TTP,或肝素诱导的血小板减少症,除非出血危及生命。

6.3.3　血小板制剂常见种类

血小板制剂常见种类及特点见表 3。

表 3　血小板制剂常见种类及特点

品名	特点
浓缩血小板	从全血中分离制备的血小板,浓度及纯度高,来源于 200mL 全血中分离制备的血小板含量≥2.0×10^{10} 个,见 GB 18469;一般需多袋联合使用
混合浓缩血小板	两袋及两袋以上的浓缩血小板汇集在同一血袋内的血小板制剂,血小板含量≥$2.0 \times 10^{10} \times$ 混合单位数,见 GB 18469。

续表

品名	特点
单采血小板	采用血细胞分离机从单个献血者循环血液中采集,纯度高,血小板含量≥2.5×10^{11} 个 / 治疗剂量,见 GB 18469;与混合浓缩血小板相比,可降低同种免疫反应的发生率。

6.3.4　输注指征

6.3.4.1　常规输注指征

血小板输注指征见表4。

表 4　血小板输注指征

血小板计数	临床表现
≤100×10^{9}/L	神经外科或眼科手术; 心胸外科手术患者凝血指标异常,并伴随大量微血管出血。
≤80×10^{9}/L	椎管内麻醉。
≤50×10^{9}/L	急性失血或有创操作(择期诊断性腰椎穿刺和非神经轴索手术等)。
≤20×10^{9}/L	中心静脉导管置入; 病情不稳定(如伴有发热或感染等)的非出血患者。
≤10×10^{9}/L	病情稳定的非出血患者,预防自发性出血。

6.3.4.2　体外循环心脏手术

血小板计数和功能正常的体外循环心脏手术患者,不推荐常规预防性输注血小板。若患者存在血小板减少症和 / 或血小板功能异常,围手术期出血时建议输注血小板。

6.3.4.3　使用抗血小板药物

使用抗血小板药物的患者血小板功能正常时不推荐常规预防性输注

血小板；有创操作前可考虑预防性输注，出血危及生命时应输注。

6.3.4.4　血小板功能障碍

先天性或获得性血小板功能障碍的患者关键部位出血或重大手术前，无论血小板计数水平如何均应进行血小板输注。血小板功能障碍与血小板本身无关时（例如尿毒症、血管性血友病、高球蛋白血症等）一般不输注血小板。

6.3.5　输注原则

6.3.5.1　按照 ABO 同型原则输注，出血危及生命且无同型血小板时，可考虑输注次侧相容性血小板。

6.3.5.2　血小板输注无效时，可开展血小板配型选择相容性血小板。

6.3.5.3　血小板应一次足量输注。

6.3.6　输注剂量

6.3.6.1　患者无活动性出血时，输注剂量取决于患者输注前血小板数及预期达到的血小板数。通常成人每次输注一个治疗剂量。

6.3.6.2　患者处于活动性出血时，血小板的输注剂量取决于患者的出血情况及止血效果。

6.3.6.3　输注一个单位血小板，成人（70kg）可升高 $4 \times 10^9/L \sim 8 \times 10^9/L$ 血小板，儿童（18kg）大约可升高 $17 \times 10^9/L$；婴幼儿输注血小板 5mL/kg~10mL/kg，血小板可升高 $40 \times 10^9/L \sim 80 \times 10^9/L$。

6.4　血浆

6.4.1　功能

补充凝血因子，预防或治疗凝血因子缺乏引起出血或出血倾向。

6.4.2　适应证

无相应凝血因子浓缩剂应用时，可用于多种原因导致的凝血因子缺乏，也可用于大量输血、大面积烧伤、创伤、血浆置换等。

不适用于单纯扩充血容量和升高蛋白浓度，也不适用可通过其他方式（如维生素 K、冷沉淀凝血因子、凝血因子浓缩制剂等）治疗的凝血障碍。

6.4.3　血浆制剂常见种类

血浆制剂常见种类的特点及适应证见表5。

表5 血浆制剂常见种类的特点及适应证

品名	特点	适应证
新鲜冰冻血浆	含有全部的凝血因子	适用于补充凝血因子缺乏引起的出血或出血倾向
单采新鲜冰冻血浆	同新鲜冰冻血浆	同上
病毒灭活新鲜冰冻血浆	降低经输血传播疾病的风险,但会损失部分凝血因子,尤其是不稳定凝血因子（V和Ⅷ）	同上,宜增加使用剂量
普通冰冻血浆	与新鲜冰冻血浆相比,缺少不稳定凝血因子（V和Ⅷ）	适用于补充稳定的凝血因子
病毒灭活冰冻血浆	降低经输血传播疾病的风险,但会损失部分凝血因子	同上,宜增加使用剂量
去冷沉淀血浆	与新鲜冰冻血浆相比,缺少Ⅷ因子、ⅩⅢ因子、vWF、纤维蛋白原及纤维结合蛋白等;但白蛋白和其他凝血因子与新鲜冰冻血浆含量相当	适用于TTP患者的输注或血浆置换

6.4.4 输注指征

6.4.4.1 血浆输注宜参考凝血功能检测结果及临床出血情况。PT大于正常范围均值的1.5倍和/或APTT大于正常范围上限的1.5倍,或INR大于1.7时可考虑输注血浆。凝血试验结果不易获取时,由临床医生根据患者出血情况决定是否输注血浆。

6.4.4.2 华法林治疗患者发生颅内出血时建议给予血浆输注。

6.4.5 输注原则

按交叉配血次侧相容性原则输注,献血者不规则抗体筛查阴性的血浆可直接进行ABO相容性输注。优先选择ABO同型血浆。

6.4.6　输注剂量

由临床状况和患者体重决定,通常成人为 10mL/kg~20mL/kg,婴幼儿 10mL/kg~15mL/kg。用于治疗多种凝血因子缺乏疾病时,参考实验室凝血功能检测结果。

6.5　冷沉淀

6.5.1　功能

补充Ⅷ因子、ⅩⅢ因子、vWF、纤维蛋白原和纤维结合蛋白。

6.5.2　适应证

主要适用于纤维蛋白原缺乏引起的出血,也可用于无特异性浓缩制剂使用时的Ⅷ因子缺乏症、ⅩⅢ因子缺乏症、血管性血友病、纤维蛋白异常及纤维蛋白原缺乏症;也可用于大量输血、DIC 以及其他治疗方法无效的尿毒症出血。

有特异性浓缩制剂可供使用时冷沉淀凝血因子不宜作为首选治疗方案。

6.5.3　输注指征

大量输血或 DIC 伴纤维蛋白原水平 <1.0g/L 时,可输注冷沉淀凝血因子。创伤、产科和心脏手术患者纤维蛋白原维持在 1.5g/L~2.0g/L。

6.5.4　输注原则

按照交叉配血次侧相容性原则输注,献血者不规则抗体筛查阴性的冷沉淀凝血因子可直接进行 ABO 相容性输注。

6.5.5　输注剂量

输注剂量和频率取决于纤维蛋白原消耗速度、恢复时间和半衰期。纤维蛋白原在无其他消耗(如出血、DIC 等)的情况下半衰期大约是 4d。通常成人每 5~10kg 输注 2U,婴幼儿减半。(1U:由 200mL 全血分离的血浆制备,且符合 GB 18469 质量要求。)

6.6　单采粒细胞

6.6.1　功能

提高机体抗感染能力。

6.6.2　适应证

适用于出现感染、抗生素治疗 48h 无效且中性粒细胞绝对值小于 $0.5 \times 10^9/L$ 的患者及先天性粒细胞功能障碍患者(如慢性肉芽肿病等)。

不适用于抗生素治疗有效的感染，也不适用于骨髓移植后粒细胞的重建。

6.6.3　输注原则

6.6.3.1　按照 ABO 同型原则输注；如患者发生同种免疫反应或输注无效时，可输注白细胞抗原相合的献血者单采粒细胞。

6.6.3.2　单采粒细胞制剂应辐照后输注。

6.6.4　输注剂量

推荐成人和年龄较大的儿童每次输注剂量为 $4 \times 10^{10} \sim 8 \times 10^{10}$ 个粒细胞，婴幼儿每次输注 $1 \times 10^{9} \sim 2 \times 10^{9}$ 个粒细胞 /kg。粒细胞输注频率宜参考患者病情，一般每日 1 次，严重感染时可 1 日 2 次，输注 4~6d，直到感染得到控制。

6.7　去白细胞血液

6.7.1　功能

减少非溶血性发热反应、白细胞抗原同种免疫反应及巨细胞病毒（CMV）和人 T 淋巴细胞病毒（HTLV）-I/II 感染等。

6.7.2　适应证

适用于需多次输血、有非溶血性发热反应史、免疫功能低下易感染 CMV 等病原微生物的患者等。

不适用于预防 TA-GVHD。

6.7.3　输注原则

与同类型非去白细胞血液制剂相同。

6.8　辐照血液

6.8.1　功能

预防免疫功能低下的患者发生 TA-GVHD。

6.8.2　适应证

宫内换血和宫内输血；已知或疑似免疫缺陷的儿科患者；先天性细胞免疫缺陷症（如 SCID、先天性胸腺和甲状旁腺发育不全）和霍奇金病；粒细胞输注；亲属间输血（不受亲缘关系远近及患者免疫状态限制）；人类白细胞抗原（HLA）配型的血液成分输注；接受移植手术的患者输血；患者正在接受抑制 T 细胞功能的治疗（如嘌呤核苷类药物-氟达拉滨、苯达莫司汀、咪唑硫嘌呤；阿仑单抗等）等。

与同类型非辐照血液制剂相同。

6.8.3　输注原则

与同类型非辐照血液制剂相同。

7　输血不良反应

输血治疗可能发生发热、过敏等不良症状，医务人员应有效识别和上报输血不良反应类型，并有效处理。临床医生可以根据不同成分血的特点选择相应血液制剂降低不良反应的发生率。

输血不良反应的分类主要有输血相关循环超负荷、输血相关急性肺损伤、输血相关呼吸困难、过敏反应、输血相关低血压反应、非溶血性发热反应、急性溶血性输血反应、迟发性溶血性输血反应、迟发性血浆反应、输血相关性移植物抗宿主病、输血后紫癜、感染性输血反应、其他 / 未知。

8　注意事项

8.1　使用时间与输注速度

8.1.1　全血和成分血出库后，应在 4h 内完成输注，不应再进行保存。

8.1.2　输注速度宜先慢后快，起始的 15min 慢速输注，严密监测是否发生输血不良反应，若无不良反应，以患者能够耐受的最快速度完成输注。

8.2　输血器材

输血器材使用注意事项见 WS/T 433—2013 中 6.6 及 6.7。

8.3　药物添加

除生理盐水外，血液制剂中不得添加任何药物。

8.4　血液加温

血液置换、大量输血及患者体内存在具有临床意义的冷凝集素时宜进行血液加温。血液加温宜采用专用血液加温仪。

参 考 文 献

［1］张连阳.什么是大量失血.创伤外科杂志,2015,1:35.

［2］BeverleyJ. Hunt,ShubhaAllard,DavidKeeling,etal. A practical guideline for the haematological management of major haemorrhage. British Journal of haematology,2015,170(6)788-803.

［3］Weinstein R. 2012 Clinical Practice Guide on Red Blood Cell Transfusion.

［4］CarsonJL,GrossmanBJ,KleinmanS,et al for the AABB Clinical Ttransfusion Medicine Committee. Red blood cell transfusion:A clinical practice guideline from the AABB. Ann Intern Med,2012,157:49-58.

［5］Vassallo R,Bachowski G,Benjamin RJ,et al. A Compendium of Transfusion Practice Guidelines. 2nd ed. American National Red Cross, 2013.

［6］Wong ECC,Josephson CD,Punzalan RC,et al. Pediatric Transfusion:A physician's Handbook. 4th ed. Bethesda,MD:AABB Press,2015.

［7］Kaufman RM,Djulbegovic B,Gernsheimer T,et al. Platelet Transfusion:A Clinical Practice Guideline From the AABB. Ann Intern Med,2015,162: 205-213.

［8］vanVeen JJ,Nokes TJ,Makris M. The risk of spinal haematoma following neuraxial anaesthesia or lumbar puncture in thrombocytopenic individuals. Br J Haematol 2010,148:15-25.

［9］AABB,the American Red Cross,American's Blood Centers,and the Armed Services Blood Program. Circular of information for the use of human blood and blood components. Bethesda,MD:AABB,2013.

［10］John D. Roback,Stephen Caldwell,Jeff Carson,et. al. Evidence-based practice guidelines for plasma transfusion. Transfusion,2010,50:1227-1239.

［11］Wada H,Thatchil J,Di Nisio M,et al. Guidance for diagnosis and treatment of disseminated intravascular coagulation from harmonization of the recommendations from three guidelines. J Thromb Haemost,2013, 11:761-767.

[12] Ahmed S,Harrity C,Johnson S,et al. The efficacy of fibrinogen concentrate compared with cryoprecipitate in major obstetric haemorrhage-an observational study. Transfus Med,2012;22:344-349.

[13] Charbit B,Mandelbrot L,Samain E,et al. The decrease of fibrinogen is an early predictor of the severity of postpartum hemorrhage. J Thromb Haemost,2007;5:266-273.

[14] Spahn DR,Bouillon B,Cerny V,et al. Management of bleeding and coagulopathy following major trauma:an updated European guideline. Crit Care,2013,17:R76.

[15] Joanne Becker,Beth Shaz. Guidelines for Patient Blood Management and Blood Utilization. Bethesda,MD:AABB,2011.

[16] DerekNorfolk. Handbook of Transfusion Medicine. 5th ed. TSO,2013.

附录 2　GB 18469—2012
全血及成分血质量要求

全血及成分血质量要求

Quality requirements for whole blood and blood components

目　次

前　言

本标准的第4章为强制性的,其余为推荐性的。

本标准按照 GB/T1.1—2009 给出的规则起草。

本标准代替 GB 18469—2001《全血及成分血质量要求》,与 GB 18469—2001 相比,主要技术变化如下:

——将英文名称由"Standards for whole blood and blood components quality"修改为"Quality requirements for whole blood and blood components";

——调整了标准的框架结构,对血液的要求分为血液安全性检测要求和血液质量控制要求两部分阐述;

——增加了去白细胞全血、冰冻红细胞、病毒灭活新鲜冰冻血浆、冰冻血浆、病毒灭活冰冻血浆、混合浓缩血小板、辐照血液和速冻的定义;

——将血液制剂、成分血、红细胞成分血、单采成分血、全血、浓缩红细胞、悬浮红细胞、洗涤红细胞、冰冻解冻去甘油红细胞、浓缩血小板、新鲜冰冻血浆、冷沉淀凝血因子、浓缩少白细胞红细胞、悬浮少白细胞红细胞、单采血小板、单采少白细胞血小板、单采新鲜冰冻血浆、单采粒细胞的定义进行修订;

——将 GB 18469—2001 中少白细胞血液制剂的名称修订为去白细胞血液制剂;

——增加了去白细胞全血、去白细胞悬浮红细胞、病毒灭活新鲜冰冻血浆、冰冻血浆、病毒灭活冰冻血浆、混合浓缩血小板的质量要求;

——删除全血及成分血标签的相关内容,由其他相关国家标准衔接;

——增加了 300mL 规格全血和相应成分血的质量要求;

——将全血和成分血外观要求中"无黄疸"改为"无色泽异常";

——将全血和成分血外观要求中"储血容器无破损"改为"血袋完好";

——将全血外观要求中导管的长度由"20cm"调整至"35cm";

——将全血的容量要求的表述方式调整为"不包括保养液的容量";

——删除了全血中 K^+、Na^+、pH 和血细胞比容的质量控制项目;

——在全血中增加了"血红蛋白含量"的质量控制项目;

——将全血中"血浆血红蛋白"质量控制项目调整为"储存期末溶

血率";

——将悬浮红细胞外观要求中"上清呈无色透明"改为"无色泽异常",并将导管的长度由"20cm"调整至"35cm";

——在悬浮红细胞中增加了"血红蛋白含量"和"储存期末溶血率"的质量控制项目;

——将洗涤红细胞外观要求中"保留注满洗涤红细胞的转移管"的内容改为"保留注满洗涤红细胞或全血经热合的导管";

——将洗涤红细胞中"红细胞回收率"质量控制项目调整为"血红蛋白含量";

——删除了洗涤红细胞"白细胞清除率"质量控制项目;

——将洗涤红细胞"血浆蛋白清除率"质量控制项目调整为"上清蛋白质含量";

——在洗涤红细胞中增加"溶血率"要求;

——在洗涤红细胞中增加"无菌试验"要求;

——将冰冻解冻去甘油红细胞"红细胞回收率"质量控制项目调整为"血红蛋白含量";

——删除了冰冻解冻去甘油红细胞"残留血小板"和"体外溶血试验"的质量控制项目;

——在冰冻解冻去甘油红细胞中增加了"无菌试验"要求;

——将浓缩血小板的 pH 由"6.0~7.4"调整为"6.4~7.4";

——将单采血小板的 pH 由"6.7~7.4"调整为"6.4~7.4"。

本标准由中华人民共和国卫生部提出并归口。

本标准负责起草单位:上海市血液中心。

本标准主要起草人:邹峥嵘、章怿、龚裕春、徐忠、张晰、谢云峥、徐蓓、邱颖婕。

本标准所代替标准的历次版本发布情况为:

——GB 18469—2001。

全血及成分血质量要求

1　范围

本标准规定了一般血站提供和临床输注用全血及成分血的质量要求。

本标准适用于一般血站提供和临床输注用全血及成分血。

2　规范性引用文件

下列文件对于本文件的应用是必不可少的。凡是注日期的引用文件,仅注日期的版本适用于本文件。凡是不注日期的引用文件,其最新版本(包括所有的修改单)适用于本文件。

GB 14232.1　人体血液及血液成分袋式塑料容器　第 1 部分:传统型血袋

3　术语和定义

GB 14232.1 界定的以及下列术语和定义适用于本文件。

3.1

保养液　preservative solution

以抗凝剂、葡萄糖等为主要成分的用于防止血液凝固、维持血液内各种组分活性和生理功能的一类药剂。

3.2

血液制剂　blood product

将一定量符合要求的献血者的血液或血液成分与一定量的保养液混合在一起形成的均一制品。

3.3

添加液　additive solution

对某一种血液制剂进行再加工时,针对某一种血液成分而加入的能保持和(或)营养该血液成分生物活性,维持其生理功能的一类药剂。

3.4

成分血　blood components

在一定的条件下,采用特定的方法将全血中一种或多种血液成分分离出而制成的血液制剂与单采成分血的统称。

3.5

红细胞成分血　red blood cells components

以全血内红细胞为主要组分的一类成分血。

3.6

单采成分血　apheresis components

使用血细胞分离机将符合要求的献血者血液中一种或几种血液成分采集出而制成的一类成分血。

3.7

全血　whole blood

采用特定的方法将符合要求的献血者体内一定量外周静脉血采集至塑料血袋内,与一定量的保养液混合而成的血液制剂。

3.8

去白细胞全血　whole blood leukocytes reduced

使用白细胞过滤器清除全血中几乎所有的白细胞,并使残留在全血中的白细胞数量低于一定数值的成分血。

3.9

浓缩红细胞　red blood cells

采用特定的方法将采集到多联塑料血袋内的全血中的大部分血浆分离出后剩余部分所制成的红细胞成分血。

3.10

去白细胞浓缩红细胞　red blood cells leukocytes reduced

使用白细胞过滤器清除浓缩红细胞中几乎所有的白细胞,并使残留在浓缩红细胞中的白细胞数量低于一定数值的红细胞成分血;或使用带有白细胞过滤器的多联塑料血袋采集全血,并通过白细胞过滤器清除全血中几乎所有的白细胞,将该去白细胞全血中的大部分血浆分离出后剩余部分所制成的红细胞成分血。

3.11

悬浮红细胞 red blood cells in additive solution

采用特定的方法将采集到多联塑料血袋内的全血中的大部分血浆分离出后,向剩余物加入红细胞添加液制成的红细胞成分血。

3.12

去白细胞悬浮红细胞 red blood cells in additive solution leukocytes reduced

使用白细胞过滤器清除悬浮红细胞中几乎所有的白细胞,并使残留在悬浮红细胞中的白细胞数量低于一定数值的红细胞成分血;或使用带有白细胞过滤器的多联塑料血袋采集全血,并通过白细胞过滤器清除全血中几乎所有的白细胞,将该去白细胞全血中的大部分血浆分离出后,向剩余物内加入红细胞添加液制成的红细胞成分血。

3.13

洗涤红细胞 washed red blood cells

采用特定的方法将保存期内的全血、悬浮红细胞用大量等渗溶液洗涤,去除几乎所有血浆成分和部分非红细胞成分,并将红细胞悬液在氯化钠注射液或红细胞添加液中所制成的红细胞成分血。

3.14

冰冻红细胞 frozen red blood cells

采用特定的方法将自采集日期6d内的全血或悬浮红细胞中的红细胞分离出,并将一定浓度和容量的甘油与其混合后,使用速冻设备进行速冻或直接置于–65℃以下的条件下保存的红细胞成分血。

3.15

冰冻解冻去甘油红细胞 deglycerolized red blood cells

采用特定的方法将冰冻红细胞融解后,清除几乎所有的甘油,并将红细胞悬浮一定量的氯化钠注射液中的红细胞成分血。

3.16

浓缩血小板 platelets

采集后置于室温保存和运输的全血于采集后6h内,或采集后置于20~24℃保存和运输的全血于24h内,在室温条件下将血小板分离出,并悬浮于一定量血浆内的成分血。

3.17

混合浓缩血小板 pooled platelets

采用特定的方法将 2 袋或 2 袋以上的浓缩血小板合并在同一血袋内的成分血。

3.18

单采血小板 apheresis platelets

使用血细胞分离机在全封闭的条件下自动将符合要求的献血者血液中的血小板分离并悬浮于一定量血浆内的单采成分血。

3.19

去白细胞单采血小板 apheresis platelets leukocytes reduced

使用血细胞分离机在全封闭的条件下自动将符合要求的献血者血液中的血小板分离并去除白细胞后悬浮于一定量血浆内的单采成分血。

3.20

新鲜冰冻血浆 fresh frozen plasma

采集后储存于冷藏环境中的全血,最好在 6h(保养液为 ACD)或 8h(保养液为 CPD 或 CPDA-1)内,但不超过 18h 将血浆分离出并速冻呈固态的成分血。

3.21

病毒灭活新鲜冰冻血浆 fresh frozen plasma methylene blue treated and removed

采集后储存于冷藏环境中的全血,按 3.20 要求分离出血浆在速冻前采用亚甲蓝病毒灭活技术进行病毒灭活并速冻呈固态的成分血。

3.22

单采新鲜冰冻血浆 apheresis fresh frozen plasma

使用血细胞分离机在全封闭的条件下自动将符合要求的献血者血液中的血浆分离出并在 6h 内速冻呈固态的单采成分血。

3.23

冰冻血浆 frozen plasma and frozen plasma cryoprecipitate reduced

采用特定的方法在全血的有效期内,将血浆分离出并冰冻呈固态的成分血,或从新鲜冰冻血浆中分离出冷沉淀凝血因子后将剩余部分冰冻呈固态的成分血。

3.24

病毒灭活冰冻血浆　frozen plasma methylene blue treated and removed

采用亚甲蓝病毒灭活技术对在全血的有效期内分离出的血浆或从新鲜冰冻血浆中分离出冷沉淀凝血因子后剩余的血浆进行病毒灭活并冰冻呈固态的成分血。

3.25

冷沉淀凝血因子　cryoprecipitated antihemophilic factor

采用特定的方法将保存期内的新鲜冰冻血浆在1~6℃融化后,分离出大部分的血浆,并将剩余的冷不溶解物质在1h内速冻呈固态的成分血。

3.26

单采粒细胞　apheresis granulocytes

使用血液单采机在全封闭的条件下自动将符合要求的献血者血液中的粒细胞分离出并悬浮于一定量的血浆内的单采成分血。

3.27

辐照血液　irradiated blood components

使用照射强度为25~30Gy的γ射线对血液制剂进行照射,使血液制剂中的T淋巴细胞失去活性所制成的成分血。冰冻解冻去甘油红细胞和血浆成分不需辐照处理,红细胞成分应在全血采集后14d内完成辐照,经辐照后的血液制剂,其质量控制要求与原血液制剂的要求相同。

3.28

标示量　labeled volume

在血液制剂的标签上表明该血液制剂容量的方式,以毫升为单位,标示量根据当地实际情况自行制定。

3.29

速冻　freezing

血浆制品经过快速冷冻在1h内使血浆核心温度降低到−30℃以下。

4　血液安全性检测要求

4.1　血型检测

4.1.1　ABO血型定型试验结果正确。

4.1.2 RhD 血型定型试验结果正确。

4.2 人免疫缺陷病毒(HIV-1 和 HIV-2)标志物筛查试验结果阴性,具体标志物及其检测方法有 2 种选择,可任选其中 1 种:

——采用 1 个生产厂家的 ELISA 试剂检测 HIV-1 和 HIV-2 抗体,采用另一个生产厂家的 ELISA 试剂联合检测 HIV-1 和 HIV-2 抗原和抗体;

——采用 1 种 ELISA 试剂检测 HIV-1 和 HIV-2 抗体或联合检测 HIV-1 和 HIV-2 抗原和抗体,采用 1 种试剂检测 HIV 核酸。

4.3 乙型肝炎病毒(HBV)标志物筛查试验结果阴性,具体标志物及其检测方法有 2 种选择,可任选其中 1 种:

——采用 2 个不同生产厂家的 ELISA 试剂检测 HBsAg;

——采用 1 种 ELISA 试剂检测 HBsAg,采用 1 种试剂检测 HBV 核酸。

4.4 丙型肝炎(HCV)病毒标志物筛查试验结果阴性,具体标志物及其检测方法有 2 种选择,可任选其中 1 种:

——采用 2 个不同生产厂家的 ELISA 试剂检测 HCV 抗体或联合检测 HCV 抗原和抗体;

——采用 1 种 ELISA 试剂检测 HCV 抗体或联合检测 HCV 抗原和抗体,采用 1 种试剂检测 HCV 核酸。

4.5 丙氨酸氨基转移酶检测合格,采用 1 种试剂(速率法)进行 1 次检测,检测结果合格。

4.6 梅毒螺旋体标志物筛查试验结果阴性,具体标志物及其检测方法为采用 2 个不同生产厂家的 ELISA 试剂检测梅毒特异性抗体。

4.7 血液安全性检测的具体方法和要求按照国家相关规定执行。

5 血液质量控制要求

5.1 全血

全血质量控制项目和要求按照表 1 执行。

5.2 去白细胞全血

去白细胞全血质量控制项目和要求按照表 2 执行。

5.3 浓缩红细胞

浓缩红细胞质量控制项目和要求按照表 3 执行。

表 1　全血质量控制项目和要求

质量控制项目	要求	
外观	肉眼观察应无色泽异常、溶血、凝块、气泡及重度乳糜等情况;血袋完好,并保留注满全血经热合的导管至少 35cm	
容量 (不包括保养液)	200mL 规格的全血	容量为 200mL ± 20mL
	300mL 规格的全血	容量为 300mL ± 30mL
	400mL 规格的全血	容量为 400mL ± 40mL
血红蛋白含量	200mL 规格的全血	含量为 ≥20g
	300mL 规格的全血	含量为 ≥30g
	400mL 规格的全血	含量为 ≥40g
储存期末溶血率	< 红细胞总量的 0.8%	
无菌试验	无细菌生长	

表 2　去白细胞全血质量控制项目和要求

质量控制项目	要求
外观	肉眼观察应无色泽异常、溶血、凝块、气泡及重度乳糜等情况;血袋完好,并保留注满全血经热合的导管至少 35cm
容量	标示量(mL) ± 10%
血红蛋白含量	来源于 200mL 全血:含量≥18g
	来源于 300mL 全血:含量≥27g
	来源于 400mL 全血:含量≥36g
白细胞残留量	来源于 200mL 全血:残余白细胞为≤2.5 × 10^6 个
	来源于 300mL 全血:残余白细胞为≤3.8 × 10^6 个
	来源于 400mL 全血:残余白细胞为≤5.0 × 10^6 个
储存期末溶血率	< 红细胞总量的 0.8%
无菌试验	无细菌生长

表3　浓缩红细胞质量控制项目和要求

质量控制项目	要求
外观	肉眼观察应无色泽异常、溶血、凝块、气泡等情况；血袋完好，并保留注满全血经热合的导管至少35cm
容量	来源于200mL全血：120mL±12mL
	来源于300mL全血：180mL±18mL
	来源于400mL全血：240mL±24mL
血细胞比容	0.65~0.80
血红蛋白含量	来源于200mL全血：含量≥20g
	来源于300mL全血：含量≥30g
	来源于400mL全血：含量≥40g
储存期末溶血率	<红细胞总量的0.8%
无菌试验	无细菌生长

5.4　去白细胞浓缩红细胞

去白细胞浓缩红细胞质量控制项目和要求按照表4执行。

表4　去白细胞浓缩红细胞质量控制项目和要求

质量控制项目	要求
外观	肉眼观察应无色泽异常、溶血、凝块、气泡等情况；血袋完好，并保留注满全血经热合的导管至少35cm
容量	来源于200mL全血：100mL±10mL
	来源于300mL全血：150mL±15mL
	来源于400mL全血：200mL±20mL
血红蛋白含量	来源于200mL全血：含量≥18g
	来源于300mL全血：含量≥27g
	来源于400mL全血：含量≥36g

质量控制项目	要求
血细胞比容	0.60~0.75
白细胞残留量	来源于200mL全血:残余白细胞为≤2.5×10^6个
	来源于300mL全血:残余白细胞为≤3.8×10^6个
	来源于400mL全血:残余白细胞为≤5.0×10^6个
储存期末溶血率	<红细胞总量的0.8%
无菌试验	无细菌生长

5.5 悬浮红细胞

悬浮红细胞质量控制项目和要求按照表5执行。

表5 悬浮红细胞质量控制项目和要求

质量控制项目	要求
外观	肉眼观察应无色泽异常、溶血、凝块、气泡等情况;血袋完好,并保留注满全血经热合的导管至少35cm
容量	标示量(mL)±10%
血细胞比容	0.50~0.65
血红蛋白含量	来源于200mL全血:含量≥20g
	来源于300mL全血:含量≥30g
	来源于400mL全血:含量≥40g
储存期末溶血率	<红细胞总量的0.8%
无菌试验	无细菌生长

5.6 去白细胞悬浮红细胞

去白细胞悬浮红细胞质量控制项目和要求按照表6执行。

表6 去白细胞悬浮红细胞质量控制项目和要求

质量控制项目	要求
外观	肉眼观察应无色泽异常、溶血、凝块、气泡等情况;血袋完好,并保留注满全血经热合的导管至少35cm
容量	标示量(mL)±10%
血红蛋白含量	来源于200mL全血:含量≥18g
	来源于300mL全血:含量≥27g
	来源于400mL全血:含量≥36g
血细胞比容	0.45~0.60
白细胞残留量	来源于200mL全血:残余白细胞为≤2.5×10⁶个
	来源于300mL全血:残余白细胞为≤3.8×10⁶个
	来源于400mL全血:残余白细胞为≤5.0×10⁶个
储存期末溶血率	<红细胞总量的0.8%
无菌试验	无细菌生长

5.7 洗涤红细胞

洗涤红细胞质量控制项目和要求按照表7执行。

表7 洗涤红细胞质量控制项目和要求

质量控制项目	要求
外观	肉眼观察应无色泽异常、溶血、凝块、气泡等情况;血袋完好,并保留注满洗涤红细胞或全血经热合的导管至少20cm
容量	200mL全血或悬浮红细胞制备的洗涤红细胞容量为:125mL±12.5mL
	300mL全血或悬浮红细胞制备的洗涤红细胞容量为:188mL±18.8mL

质量控制项目	要求
容量	400mL全血或悬浮红细胞制备的洗涤红细胞容量为：250mL±25mL
血红蛋白含量	来源于200mL全血：含量为≥18g 来源于300mL全血：含量为≥27g 来源于400mL全血：含量为≥36g
上清蛋白质含量	来源于200mL全血：含量为<0.5g 来源于300mL全血：含量为<0.75g 来源于400mL全血：含量为<1.0g
溶血率	<红细胞总量的0.8%
无菌试验	无细菌生长

5.8 冰冻解冻去甘油红细胞

冰冻解冻去甘油红细胞质量控制项目和要求按照表8执行。

表8 冰冻解冻去甘油红细胞质量控制项目和要求

质量控制项目	要求
外观	肉眼观察应无色泽异常、溶血、凝块、气泡等情况；血袋完好,并保留注满解冻去甘油红细胞经热合的导管至少20cm
容量	来源于200mL全血：200mL±20mL 来源于300mL全血：300mL±30mL 来源于400mL全血：400mL±40mL
血红蛋白含量	来源于200mL全血：含量为≥16g 来源于300mL全血：含量为≥24g 来源于400mL全血：含量为≥32g

续表

质量控制项目	要求
游离血红蛋白含量	$\leqslant 1g/L$
白细胞残留量	来源于 200mL 全血：含量为 $\leqslant 2 \times 10^7$ 个
	来源于 300mL 全血：含量为 $\leqslant 3 \times 10^7$ 个
	来源于 400mL 全血：含量为 $\leqslant 4 \times 10^7$ 个
甘油残留量	$\leqslant 10g/L$
无菌试验	无细菌生长

5.9　浓缩血小板

浓缩血小板质量控制项目和要求按照表 9 执行。

表 9　浓缩血小板质量控制项目和要求

质量控制项目	要求
外观	肉眼观察应呈黄色云雾状液体，无色泽异常、蛋白析出、气泡及重度乳糜等情况；血袋完好，并保留注满血小板经热合的导管至少 15cm
容量	来源于 200mL 全血：容量为 25mL~38mL
	来源于 300mL 全血：容量为 38mL~57mL
	来源于 400mL 全血：容量为 50mL~76mL
储存期末 pH	6.4~7.4
血小板含量	来源于 200mL 全血：含量为 $\geqslant 2.0 \times 10^{10}$ 个
	来源于 300mL 全血：含量为 $\geqslant 3.0 \times 10^{10}$ 个
	来源于 400mL 全血：含量为 $\geqslant 4.0 \times 10^{10}$ 个
红细胞混入量	来源于 200mL 全血：混入量为 $\leqslant 1.0 \times 10^9$ 个
	来源于 300mL 全血：混入量为 $\leqslant 1.5 \times 10^9$ 个
	来源于 400mL 全血：混入量为 $\leqslant 2.0 \times 10^9$ 个
无菌试验	无细菌生长

5.10　混合浓缩血小板

混合浓缩血小板质量控制项目和要求按照表 10 执行。

表 10　混合浓缩血小板质量控制项目和要求

质量控制项目	要求
外观	肉眼观察应呈黄色云雾状液体,无色泽异常、蛋白析出、气泡及重度乳糜等情况;血袋完好,并保留注满血小板经热合的导管至少 15cm
容量	标示量(mL)± 10%
储存期末 pH	6.4~7.4
血小板含量	≥2.0×10^{10} 个 × 混合单位数
红细胞混入量	≤1.0×10^9 个 × 混合单位数
无菌试验	无细菌生长

5.11　单采血小板

单采血小板质量控制项目和要求按照表 11 执行。

表 11　单采血小板质量控制项目和要求

质量控制项目	要求
外观	肉眼观察应呈黄色云雾状液体,无色泽异常、蛋白析出、气泡及重度乳糜等情况;血袋完好,并保留注满血小板经热合的导管至少 15cm
容量	储存期为 24h 的单采血小板容量:125mL~200mL 储存期为 5d 的单采血小板容量:250mL~300mL
储存期末 pH	6.4~7.4
血小板含量	≥2.5×10^{11} 个 / 袋
白细胞混入量	≤5.0×10^8 个 / 袋

续表

质量控制项目	要求
红细胞混入量	$\leqslant 8.0 \times 10^9$ 个 / 袋
无菌试验	无细菌生长

5.12　去白细胞单采血小板

去白细胞单采血小板质量控制项目和要求按照表 12 执行。

表 12　去白细胞单采血小板质量控制项目和要求

质量控制项目	要求
外观	肉眼观察应呈黄色云雾状液体,无色泽异常、蛋白析出、气泡及重度乳糜等情况;血袋完好,并保留注满血小板经热合的导管至少 15cm
容量	储存期为 24h 的单采血小板容量:125mL~200mL 储存期为 5d 的单采血小板容量:250mL~300mL
储存期末 pH	6.4~7.4
血小板含量	$\geqslant 2.5 \times 10^{11}$ 个 / 袋
白细胞残留量	$\leqslant 5.0 \times 10^6$ 个 / 袋
红细胞混入量	$\leqslant 8.0 \times 10^9$ 个 / 袋
无菌试验	无细菌生长

5.13　新鲜冰冻血浆

新鲜冰冻血浆质量控制项目和要求按照表 13 执行。

表13 新鲜冰冻血浆质量控制项目和要求

质量控制项目	要求
外观	肉眼观察融化后的新鲜冰冻血浆,应呈黄色澄清液体,无色泽异常、蛋白析出、气泡及重度乳糜等情况;血袋完好,并保留注满新鲜冰冻血浆经热合的导管至少10cm
容量	标示量(mL) ± 10%
血浆蛋白含量	≥50g/L
Ⅷ因子含量	≥0.7IU/mL
无菌试验	无细菌生长

5.14 病毒灭活新鲜冰冻血浆

病毒灭活新鲜冰冻血浆质量控制项目和要求按照表14执行。

表14 病毒灭活新鲜冰冻血浆质量控制项目和要求

质量控制项目	要求
外观	肉眼观察应呈黄色或淡绿色澄清液体,无色泽异常、蛋白析出、气泡及重度乳糜等情况;血袋完好,并保留注满病毒灭活新鲜冰冻血浆经热合的导管至少10cm
容量	标示量(mL) ± 10%
血浆蛋白含量	≥50g/L
Ⅷ因子含量	≥0.5IU/mL
亚甲蓝残留量	≤0.30μmol/L
无菌试验	无细菌生长

5.15　冰冻血浆

冰冻血浆质量控制项目和要求按照表 15 执行。

表 15　冰冻血浆质量控制项目和要求

质量控制项目	要求
外观	肉眼观察应呈黄色澄清液体,无色泽异常、蛋白析出、气泡及重度乳糜等情况;血袋完好,并保留注满冰冻血浆经热合的导管至少 10cm
容量	标示量(mL) ± 10%
血浆蛋白含量	≥50g/L
无菌试验	无细菌生长

5.16　病毒灭活冰冻血浆

病毒灭活冰冻血浆质量控制项目和要求按照表 16 执行。

表 16　病毒灭活冰冻血浆质量控制项目和要求

质量控制项目	要求
外观	肉眼观察应呈黄色或淡绿色澄清液体,无色泽异常、蛋白析出、气泡及重度乳糜等情况;血袋完好,并保留注满病毒灭活冰冻血浆经热合的导管至少 10cm
容量	标示量(mL) ± 10%
血浆蛋白含量	≥50g/L
亚甲蓝残留量	≤0.30μmol/L
无菌试验	无细菌生长

5.17　单采新鲜冰冻血浆

单采新鲜冰冻血浆质量控制项目和要求按照表 17 执行。

表17　单采新鲜冰冻血浆质量控制项目和要求

质量控制项目	要求
外观	肉眼观察应呈黄色澄清液体,无色泽异常、蛋白析出、气泡及重度乳糜等情况;血袋完好,并保留注满单采新鲜冰冻血浆经热合的导管至少10cm
容量	标示量(mL)±10%
血浆蛋白含量	≥50g/L
Ⅷ因子含量	≥0.7IU/mL
无菌试验	无细菌生长

5.18　冷沉淀凝血因子

冷沉淀凝血因子质量控制项目和要求按照表18执行。

表18　冷沉淀凝血因子质量控制项目和要求

质量控制项目	要求
外观	肉眼观察融化后的冷沉淀凝血因子,应呈黄色澄清液体,无色泽异常、蛋白析出、气泡及重度乳糜等情况;血袋完好,并保留注满血浆经热合的导管至少10cm
容量	标示量(mL)±10%
纤维蛋白原含量	来源于200mL全血:≥75mg 来源于300mL全血:≥113mg 来源于400mL全血:≥150mg
Ⅷ因子含量	来源于200mL全血:≥40IU 来源于300mL全血:≥60IU 来源于400mL全血:≥80IU
无菌试验	无细菌生长

5.19 单采粒细胞

单采粒细胞质量控制项目和要求按照表 19 执行。

表 19 单采粒细胞质量控制项目和要求

质量控制项目	要求
外观	肉眼观察应无色泽异常,无凝块、溶血、气泡及重度乳糜出现等情况;血袋完好,并保留注满单采粒细胞经热合的导管至少 20cm
容量	150mL~500mL
中性粒细胞含量	$\geqslant 1.0 \times 10^{10}$ 个 / 袋
红细胞混入量	血细胞比容 $\leqslant 0.15$
无菌试验	无细菌生长

中 华 人 民 共 和 国 卫 生 行 业 标 准

WS/T 433—2013

静脉治疗护理技术操作规范

Nursing practice standards for intravenous therapy

2013-11-14发布　　　　　　　　　　2014-05-01实施

中华人民共和国国家卫生和计划生育委员会　　　发布

前　言

本标准根据《医疗机构管理条例》和《护士条例》制定。

本标准按照 GB/T 1.1—2009 给出的规则起草。

本标准由中华人民共和国卫生部医政司提出。

本标准起草单位:中国医学科学院北京协和医院、中国医学科学院肿瘤医院、首都医科大学附属北京友谊医院、浙江大学医学院附属邵逸夫医院、中南大学湘雅医院、四川大学华西医院、北京大学第一医院、浙江大学医学院附属第二医院、中山大学附属第一医院、江苏省肿瘤医院、卫生部医院管理研究所。

本标准主要起草人:吴欣娟、徐波、郑一宁、赵林芳、孙文彦、贺连香、罗艳丽、崔琳、杨宏艳、赵锐祎、胡丽茎、孟爱凤、曹晶、么莉。

静脉治疗护理技术操作规范

1　范围

本标准规定了静脉治疗护理技术操作的要求。

本标准适用于全国各级各类医疗机构从事静脉治疗护理技术操作的医务人员。

2　规范性引用文件

下列文件对于本文件的应用是必不可少的。凡是注日期的引用文件,仅所注日期的版本适用于本文件。凡是不注日期的引用文件,其最新版本(包括所有的修改单)适用于本文件。

GBZ/T 213　血源性病原体职业接触防护导则

WS/T 313　医务人员手卫生规范

3　术语和定义

下列术语和定义适用于本文件。

3.1

静脉治疗　infusion therapy

将各种药物(包括血液制品)以及血液,通过静脉注入血液循环的治疗方法,包括静脉注射、静脉输液和静脉输血;常用工具包括:注射器、输液(血)器、一次性静脉输液钢针、外周静脉留置针、中心静脉导管、经外周静脉置入中心静脉导管、输液港以及输液附加装置等。

3.2

中心静脉导管　central venous catheter

经锁骨下静脉、颈内静脉、股静脉置管,尖端位于上腔静脉或下腔静脉的导管。

3.3

经外周静脉置入中心静脉导管　peripherally inserted central catheter

经上肢贵要静脉、肘正中静脉、头静脉、肱静脉,颈外静脉(新生儿还可通过下肢大隐静脉、头部颞静脉、耳后静脉等）穿刺置管,尖端位于上腔静脉或下腔静脉的导管。

3.4

输液港　implantable venous access port

完全植入人体内的闭合输液装置,包括尖端位于上腔静脉的导管部分及埋植于皮下的注射座。

3.5

无菌技术　aseptic technique

在执行医疗、护理操作过程中,防止一切微生物侵入机体,保持无菌物品及无菌区域不被污染的技术。

3.6

导管相关性血流感染　catheter related blood stream infection

带有血管内导管或者拔除血管内导管 48h 内的患者出现菌血症或真菌血症,并伴有发热(体温 >38℃)、寒颤或低血压等感染表现,除血管导管外没有其他明确的感染源。实验室微生物学检查显示:外周静脉血培养细菌或真菌阳性;或者从导管段和外周血培养出相同种类、相同药敏结果的致病菌。

3.7

药物渗出　infiltration of drug

静脉输液过程中,非腐蚀性药液进入静脉管腔以外的周围组织。

3.8

药物外渗　extravasation of drug

静脉输液过程中,腐蚀性药液进入静脉管腔以外的周围组织。

3.9

药物外溢　spill of drug

在药物配制及使用过程中,药物意外溢出暴露于环境中,如皮肤表面、台面、地面等。

4　缩略语

下列缩略语适用于本文件。

CVC:中心静脉导管(central venous catheter)

PICC：经外周静脉置入中心静脉导管（peripherally inserted central catheter）

PN：肠外营养（parenteral nutrition）

PORT：输液港（implantable venous access port）

PVC：外周静脉导管（peripheral venous catheter）

5　基本要求

5.1　静脉药物的配制和使用应在洁净的环境中完成。

5.2　实施静脉治疗护理技术操作的医务人员应为注册护士、医师和乡村医生，并应定期进行静脉治疗所必须的专业知识及技能培训。

5.3　PICC 置管操作应由经过 PICC 专业知识与技能培训、考核合格且有 5 年及以上临床工作经验的操作者完成。

5.4　应对患者和照顾者进行静脉治疗、导管使用及维护等相关知识的教育。

6　操作程序

6.1　基本原则

6.1.1　所有操作应执行查对制度并对患者进行两种以上的身份识别，询问过敏史。

6.1.2　穿刺针、导管、注射器、输液（血）器及输液附加装置等应一人一用一灭菌，一次性使用的医疗器具不应重复使用。

6.1.3　易发生血源性病原体职业暴露的高危病区宜选用一次性安全型注射和输液装置。

6.1.4　静脉注射、静脉输液、静脉输血及静脉导管穿刺和维护应遵循无菌技术操作原则。

6.1.5　操作前后应执行 WS/T 313 规定，不应以戴手套取代手卫生。

6.1.6　置入 PVC 时宜使用清洁手套，置入 PICC 时宜遵守最大无菌屏障原则。

6.1.7　PICC 穿刺以及 PICC、CVC、PORT 维护时，宜使用专用护理包。

6.1.8　穿刺及维护时应选择合格的皮肤消毒剂，宜选用 2% 葡萄糖酸氯己定乙醇溶液（年龄 <2 个月的婴儿慎用）、有效碘浓度不低于 0.5% 的碘

伏或2%碘酊溶液和75%酒精。

6.1.9　消毒时应以穿刺点为中心擦拭,至少消毒两遍或遵循消毒剂使用说明书,待自然干燥后方可穿刺。

6.1.10　置管部位不应接触丙酮、乙醚等有机溶剂,不宜在穿刺部位使用抗菌油膏。

6.2　操作前评估

6.2.1　评估患者的年龄、病情、过敏史、静脉治疗方案、药物性质等,选择合适的输注途径和静脉治疗工具。

6.2.2　评估穿刺部位皮肤情况和静脉条件,在满足治疗需要的情况下,尽量选择较细、较短的导管。

6.2.3　一次性静脉输液钢针宜用于短期或单次给药,腐蚀性药物不宜使用一次性静脉输液钢针。

6.2.4　外周静脉留置针宜用于短期静脉输液治疗,不宜用于腐蚀性药物等持续性静脉输注。

6.2.5　PICC宜用于中长期静脉治疗,可用于任何性质的药物输注,不应用于高压注射泵注射造影剂和血液动力学监测(耐高压导管除外)。

6.2.6　CVC可用于任何性质的药物输注、血液动力学的监测,不应用于高压注射泵注射造影剂(耐高压导管除外)。

6.2.7　PORT可用于任何性质的药物输注,不应使用高压注射泵注射造影剂(耐高压导管除外)。

6.3　穿刺

6.3.1　PVC穿刺

6.3.1.1　包括一次性静脉输液钢针穿刺和外周静脉留置针穿刺。

6.3.1.2　PVC穿刺应按以下步骤进行:

　　a)取舒适体位,解释说明穿刺目的及注意事项;

　　b)选择穿刺静脉,皮肤消毒;

　　c)穿刺点上方扎止血带,绷紧皮肤穿刺进针,见回血后可再次进入少许;

　　d)如为外周静脉留置针则固定针芯,送外套管入静脉,退出针芯,松止血带;

　　e)选择透明或纱布类无菌敷料固定穿刺针,敷料外应注明日期、操作者签名。

6.3.1.3　PVC穿刺时应注意以下事项：

a）宜选择上肢静脉作为穿刺部位，避开静脉瓣、关节部位以及有疤痕、炎症、硬结等处的静脉；

b）成年人不宜选择下肢静脉进行穿刺；

c）小儿不宜首选头皮静脉；

d）接受乳房根治术和腋下淋巴结清扫术的患者应选健侧肢体进行穿刺，有血栓史和血管手术史的静脉不应进行置管；

e）一次性静脉输液钢针穿刺处的皮肤消毒范围直径应≥5cm，外周静脉留置针穿刺处的皮肤消毒范围直径应≥8cm，应待消毒液自然干燥后再进行穿刺；

f）应告知患者穿刺部位出现肿胀、疼痛等异常不适时，及时告知医务人员。

6.3.2　PICC穿刺

6.3.2.1　PICC穿刺应按以下步骤进行：

a）核对确认置管医嘱，查看相关化验报告；

b）确认已签署置管知情同意书；

c）取舒适体位，测量置管侧的臂围和预置管长度，手臂外展与躯干成45°~90°，对患者需要配合的动作进行指导；

d）以穿刺点为中心消毒皮肤，直径≥20cm，铺巾，建立最大化无菌屏障；

e）用生理盐水预冲导管，检查导管完整性；

f）在穿刺点上方扎止血带，按需要进行穿刺点局部浸润麻醉，实施静脉穿刺，见回血后降低角度进针少许，固定针芯，送入外套管，退出针芯，将导管均匀缓慢送入至预测量的刻度；

g）抽回血，确认导管位于静脉内，冲封管后应选择透明或纱布类无菌敷料固定导管，敷料外应注明日期、操作者签名；

h）通过X线片确定导管尖端位置；

i）应记录穿刺静脉、穿刺日期、导管刻度、导管尖端位置等，测量双侧上臂围并与置管前对照。

6.3.2.2　PICC穿刺时应注意以下事项：

　　a）接受乳房根治术或腋下淋巴结清扫的术侧肢体、锁骨下淋巴结肿大或有肿块侧、安装起搏器侧不宜进行同侧置管；患有上腔静脉压迫综合征的患者不宜进行置管；

　　b）宜选择肘部或上臂静脉作为穿刺部位，避开肘窝、感染及有损伤的部位；新生儿还可选择下肢静脉、头部静脉和颈部静脉；

　　c）有血栓史、血管手术史的静脉不应进行置管；放疗部位不宜进行置管。

6.4　应用

6.4.1　静脉注射

6.4.1.1　应根据药物及病情选择适当推注速度。

6.4.1.2　注射过程中，应注意患者的用药反应。

6.4.1.3　推注刺激性、腐蚀性药物过程中，应注意观察回血情况，确保导管在静脉管腔内。

6.4.2　静脉输液

6.4.2.1　应根据药物及病情调节滴速。

6.4.2.2　输液过程中，应定时巡视，观察患者有无输液反应，穿刺部位有无红、肿、热、痛、渗出等表现。

6.4.2.3　输入刺激性、腐蚀性药物过程中，应注意观察回血情况，确保导管在静脉内。

6.4.3　PN

6.4.3.1　宜由经培训的医务人员在层流室或超净台内进行配制。

6.4.3.2　配好的PN标签上应注明科室、病案号、床号、姓名、药物的名称、剂量、配制日期和时间。

6.4.3.3　宜现用现配，应在24h内输注完毕。

6.4.3.4　如需存放，应置于4℃冰箱内，并应复温后再输注。

6.4.3.5　输注前应检查有无悬浮物或沉淀，并注明开始输注的日期及时间。

6.4.3.6　应使用单独输液器匀速输注。

6.4.3.7　单独输注脂肪乳剂时，输注时间应严格遵照药物说明书。

6.4.3.8　在输注的PN中不应添加任何药物。

6.4.3.9　应注意观察患者对PN的反应，及时处理并发症并记录。

6.4.4　密闭式输血

6.4.4.1　输血前应了解患者血型、输血史及不良反应史。

6.4.4.2　输血前和床旁输血时应分别双人核对输血信息,无误后才可输注。

6.4.4.3　输血起始速度宜慢,应观察 15min 无不适后再根据患者病情、年龄及输注血液制品的成分调节滴速。

6.4.4.4　血液制品不应加热,不应随意加入其他药物。

6.4.4.5　全血、成分血和其他血液制品应从血库取出后 30min 内输注,1个单位的全血或成分血应在 4h 内输完。

6.4.4.6　输血过程中应对患者进行监测。

6.4.4.7　输血完毕应记录,空血袋应低温保存 24h。

6.5　静脉导管的维护

6.5.1　冲管及封管

6.5.1.1　经 PVC 输注药物前宜通过输入生理盐水确定导管在静脉内;经PICC、CVC、PORT 输注药物前宜通过回抽血液来确定导管在静脉内。

6.5.1.2　PICC、CVC、PORT 的冲管和封管应使用 10mL 及以上注射器或一次性专用冲洗装置。

6.5.1.3　给药前后宜用生理盐水脉冲式冲洗导管,如果遇到阻力或者抽吸无回血,应进一步确定导管的通畅性,不应强行冲洗导管。

6.5.1.4　输液完毕应用导管容积加延长管容积 2 倍的生理盐水或肝素盐水正压封管。

6.5.1.5　肝素盐水的浓度:输液港可用 100U/mL,PICC 及 CVC 可用0~10U/mL。

6.5.1.6　连接 PORT 时应使用专用的无损伤针穿刺,持续输液时无损伤针应每 7d 更换一次。

6.5.1.7　PORT 在治疗间歇期应至少每 4 周维护一次。

6.5.1.8　PICC 导管在治疗间歇期间应至少每周维护一次。

6.5.2　敷料的更换

6.5.2.1　应每日观察穿刺点及周围皮肤的完整性。

6.5.2.2　无菌透明敷料应至少每 7d 更换一次,无菌纱布敷料应至少每 2d更换一次;若穿刺部位发生渗液、渗血时应及时更换敷料;穿刺部位的敷料发生松动、污染等完整性受损时应立即更换。

6.6 输液（血）器及输液附加装置的使用

6.6.1 输注药品说明书所规定的避光药物时，应使用避光输液器。

6.6.2 输注脂肪乳剂、化疗药物以及中药制剂时宜使用精密过滤输液器。

6.6.3 输注的两种不同药物间有配伍禁忌时，在前一种药物输注结束后，应冲洗或更换输液器，并冲洗导管，再接下一种药物继续输注。

6.6.4 使用输血器时，输血前后应用无菌生理盐水冲洗输血管道；连续输入不同供血者的血液时，应在前一袋血输尽后，用无菌生理盐水冲洗输血器，再接下一袋血继续输注。

6.6.5 输液附加装置包括三通、延长管、肝素帽、无针接头、过滤器等，应尽可能减少输液附加装置的使用。

6.6.6 输液附加装置宜选用螺旋接口，常规排气后与输液装置紧密连接。

6.6.7 经输液接头（或接口）进行输液及推注药液前，应使用消毒剂多方位擦拭各种接头（或接口）的横切面及外围。

6.7 输液（血）器及输液附加装置的更换

6.7.1 输液器应每24h更换1次，如怀疑被污染或完整性受到破坏时，应立即更换。

6.7.2 用于输注全血、成分血或生物制剂的输血器宜4h更换一次。

6.7.3 输液附加装置应和输液装置一并更换，在不使用时应保持密闭状态，其中任何一部分的完整性受损时都应及时更换。

6.7.4 外周静脉留置针附加的肝素帽或无针接头宜随外周静脉留置针一起更换；PICC、CVC、PORT附加的肝素帽或无针接头应至少每7d更换1次；肝素帽或无针接头内有血液残留、完整性受损或取下后，应立即更换。

6.8 导管的拔除

6.8.1 外周静脉留置针应72~96h更换一次。

6.8.2 应监测静脉导管穿刺部位，并根据患者病情、导管类型、留置时间、并发症等因素进行评估，尽早拔除。

6.8.3 PICC留置时间不宜超过1年或遵照产品使用说明书。

6.8.4 静脉导管拔除后应检查导管的完整性，PICC、CVC、PORT还应保持穿刺点24h密闭。

7 静脉治疗相关并发症处理原则

7.1 静脉炎

7.1.1 应拔除 PVC,可暂时保留 PICC;及时通知医师,给予对症处理。

7.1.2 将患肢抬高、制动,避免受压,必要时,应停止在患肢静脉输液。

7.1.3 应观察局部及全身情况的变化并记录。

7.2 药物渗出与药物外渗

7.2.1 应立即停止在原部位输液,抬高患肢,及时通知医师,给予对症处理。

7.2.2 观察渗出或外渗区域的皮肤颜色、温度、感觉等变化及关节活动和患肢远端血运情况并记录。

7.3 导管相关性静脉血栓形成

7.3.1 可疑导管相关性静脉血栓形成时,应抬高患肢并制动,不应热敷、按摩、压迫,立即通知医师对症处理并记录。

7.3.2 应观察置管侧肢体、肩部、颈部及胸部肿胀、疼痛、皮肤温度及颜色、出血倾向及功能活动情况。

7.4 导管堵塞

7.4.1 静脉导管堵塞时,应分析堵塞原因,不应强行推注生理盐水。

7.4.2 确认导管堵塞时,PVC 应立即拔除,PICC、CVC、PORT 应遵医嘱及时处理并记录。

7.5 导管相关性血流感染

可疑导管相关性血流感染时,应立即停止输液,拔除 PVC,暂时保留 PICC、CVC、PORT,遵医嘱给予抽取血培养等处理并记录。

7.6 输液反应

7.6.1 发生输液反应时,应停止输液,更换药液及输液器,通知医师,给予对症处理,并保留原有药液及输液器。

7.6.2 应密切观察病情变化并记录。

7.7 输血反应

7.7.1 发生输血反应立即减慢或停止输血,更换输血器,用生理盐水维持静脉通畅,通知医生给予对症处理,保留余血及输血器,并上报输血科。

7.7.2 应密切观察病情变化并记录。

8　职业防护

8.1　针刺伤防护

针刺伤防护操作按 GBZ/T 213 执行。

8.2　抗肿瘤药物防护

8.2.1　配制抗肿瘤药物的区域应为相对独立的空间,宜在 II 级或 III 级垂直层流生物安全柜内配制。

8.2.2　使用抗肿瘤药物的环境中可配备溢出包,内含防水隔离衣、一次性口罩、乳胶手套、面罩、护目镜、鞋套、吸水垫及垃圾袋等。

8.2.3　配药时操作者应戴双层手套(内层为 PVC 手套,外层为乳胶手套)、一次性口罩;宜穿防水、无絮状物材料制成,前部完全封闭的隔离衣;可佩戴护目镜;配药操作台面应垫以防渗透吸水垫,污染或操作结束时应及时更换。

8.2.4　给药时,操作者宜戴双层手套和一次性口罩;静脉给药时宜采用全密闭式输注系统。

8.2.5　所有抗肿瘤药物污染物品应丢弃在有毒性药物标识的容器中。

8.2.6　抗肿瘤药物外溢时按以下步骤进行处理:

a) 操作者应穿戴个人防护用品;

b) 应立即标明污染范围,粉剂药物外溢应使用湿纱布垫擦拭,水剂药物外溅应使用吸水纱布垫吸附,污染表面应使用清水清洗;

c) 如药液不慎溅在皮肤或眼睛内,应立即用清水反复冲洗;

d) 记录外溢药物名称、时间、溢出量、处理过程以及受污染的人员。

中 华 人 民 共 和 国 卫 生 行 业 标 准

WS 399—2012

血液储存要求

Standards for blood storage

2012-12-03 发布　　　　　　　　　　2013-06-01 实施

中华人民共和国卫生部　　发布

前　言

本标准按照 GB/T 1.1—2009 给出的规则起草。

本标准的 4.1.7 为推荐性条款,其余均为强制性条款。

本标准由卫生部血液标准专业委员会提出。

本标准主要起草单位:浙江省血液中心、上海市血液中心、福建省血液中心、北京市红十字血液中心。

本标准主要起草人:严力行、孟忠华、钱开诚、衣梅、郭永建、王鸿捷。

血液储存要求

1　范围

本标准规定了血液的储存要求。

本标准适用于一般血站和医疗机构的血液储存。

2　规范性引用文件

下列文件对于本文件的应用是必不可少的。凡是注日期的引用文件,仅注日期的版本适用于本文件。凡是不注日期的引用文件,其最新版本(包括所有的修改单)适用于本文件。

WS/T 203 输血医学常用术语

3　术语和定义

WS/T 203 界定的以及下列术语和定义适用于本文件。

3.1

储存设备　storage device

用于血液储存的仪器或装置。

3.2

保存期　storage period

血液在适宜条件下适合人体输注的最长储存期限。

3.3

隔离　quarantine

将不合格、待检、质检、报废等血液与合格血液区分,并储存于特定区域,置以清晰的提示标识(计算机信息和实物),杜绝实物与实物之间、实物与信息之间、信息与信息之间的混淆。

3.4

密闭系统　closed system

一次性塑料血袋系统,其内容物在分离、分装等处置过程中与系统外部环境完全阻隔。

无菌导管连接仪将数个密闭系统经无菌高频热合成新的系统,并经检查连接无误后,该新的系统仍为密闭系统。

3.5

开放系统　open system

密闭系统在血液分离等处置过程中被开放、暴露于局部 100 级洁净度的环境后再行密闭的一次性塑料血袋系统。

3.6

冰冻血浆　frozen plasma

采用物理的方法在全血的有效期内,将血浆分离出并冰冻呈固态的成分血,或从新鲜冰冻血浆中分离出冷沉淀凝血因子后将剩余部分冰冻呈固态的成分血,或新鲜冰冻血浆一年保存期满后的血浆。

4　血液储存设施

4.1　血液存放区

4.1.1　血液存放区连续储存血液≥24h 时,应有双路供电或应急发电设备。

4.1.2　血液存放区的空间应满足整洁、卫生和隔离的要求,具有防火、防盗、防鼠等安全设施。

4.1.3　血液存放区应有足够的照明光源。

4.1.4　血液存放区应分别设置待检测血液隔离存放区、合格血液存放区和报废血液隔离存放区,标识清晰、明确。

4.1.5　血液和血液成分应储存于专用的血液储存设备。

4.1.6　血液储存设备应有可视温度显示,应有温度超限声、光报警装置。

4.1.7　监控血液储存设备的自动温度监测管理系统应有温度超限声、光报警装置,有 24h 连续温度监测电子记录。

4.2　血液储存温度的监控

4.2.1　血液储存设备使用人工监控时,应至少每 4h 监测记录温度 1 次。

4.2.2　血液储存设备使用自动温度监测管理系统时,应至少每日人工记录温度 2 次,2 次记录间隔 8h 以上。

4.2.3　血液储存设备的温度监控记录至少应保存到血液发出后 1 年,以保证可追溯性。

5　全血与去白细胞全血

5.1　全血

5.1.1　储存温度:2℃~6℃。

5.1.2　保存期:含ACD-B、CPD血液保存液的全血保存期为21d;含CPDA-1(含腺嘌呤)血液保存液的全血保存期35d。

使用其他血液保存液时,按其说明书规定的保存期执行。

5.2　去白细胞全血

5.2.1　储存温度:2℃~6℃。

5.2.2　保存期:同5.1.2。

5.2.3　去白细胞全血应在血液采集后48h内去除白细胞。

6　红细胞

6.1　浓缩红细胞

6.1.1　储存温度:2℃~6℃。

6.1.2　保存期:同5.1.2。

6.2　去白细胞浓缩红细胞

6.2.1　储存温度:2℃~6℃。

6.2.2　保存期:同5.1.2。

6.3　悬浮红细胞

6.3.1　储存温度:2℃~6℃。

6.3.2　保存期:红细胞保存液为ACD-B、CPD的悬浮红细胞保存期为21d。红细胞保存液为CPDA-1或MAP的悬浮红细胞保存期为35d。红细胞保存液为0.9%氯化钠溶液的悬浮红细胞保存期为24h。

使用其他血液保存液时,按其说明书规定的保存期执行。

6.4　去白细胞悬浮红细胞

6.4.1　储存温度:2℃~6℃。

6.4.2　保存期:同6.3.2。

6.5　洗涤红细胞

6.5.1　储存温度:2℃~6℃。

6.5.2　保存期:添加液为0.9%氯化钠溶液的洗涤红细胞保存期为24h。

在密闭系统中洗涤且最后以红细胞保存液混悬,洗涤红细胞保存期与洗涤前的红细胞悬液相同。

6.6　冰冻红细胞

6.6.1　储存温度:含20%甘油的冰冻红细胞在 –120℃以下储存,含40%甘油的冰冻红细胞在 –65℃以下储存。

6.6.2　保存期:自采血之日起10年。

6.7　冰冻解冻去甘油红细胞

6.7.1　储存温度:2℃~6℃。

6.7.2　保存期:添加液为0.9%氯化钠溶液的冰冻解冻去甘油红细胞保存期为24h。冰冻解冻去甘油红细胞在保存期内宜尽早使用。

6.8　保存期特殊情况

红细胞成分分离时,若密闭系统变为开放系统,保存期24h,且宜尽早使用。

采集血液的血袋[单(多)联塑料血袋]在采集血液后,其有效期与所储存的血液相同。

7　血小板

7.1　浓缩血小板

7.1.1　储存条件:储存温度20℃~24℃,并持续轻缓振摇。

7.1.2　保存期:储存于普通血袋时保存期24h。储存于血小板专用血袋时保存期5d。

当密闭系统变为开放系统,保存期6h,且不超过原保存期。

当数个浓缩血小板汇集到同一个血袋,须保持可追溯性,汇集后保存期6h,且不超过原保存期。

当无专用血小板保存设备进行持续轻缓振摇时,保存期24h,且不超过原保存期。

7.2　去白细胞浓缩血小板

7.2.1　储存条件:储存温度20℃~24℃,并持续轻缓振摇。

7.2.2　保存期:同7.1.2。

7.3　单采血小板

7.3.1　储存条件:储存温度20℃~24℃,并持续轻缓振摇。

7.3.2 保存期:同 7.1.2。

7.4 去白细胞单采血小板

7.4.1 储存条件:储存温度 20℃ ~24℃,并持续轻缓振摇。

7.4.2 保存期:同 7.1.2。

7.5 少血浆血小板

7.5.1 储存条件:储存温度 20℃ ~24℃,并持续轻缓振摇。

7.5.2 保存期:保存期 24h。

7.6 洗涤血小板

7.6.1 储存条件:储存温度 20℃ ~24℃,并持续轻缓振摇。

7.6.2 保存期:悬浮于 0.9% 氯化钠溶液后保存期 24h。

8 粒细胞

8.1 储存温度:20℃ ~24℃。

8.2 保存期:保存期 24h,应辐照后使用,且宜尽早使用。

9 血浆

9.1 新鲜冰冻血浆

9.1.1 储存温度:低于 −18℃。

9.1.2 保存期:自血液采集之日起 1 年。

9.1.3 解冻后 2℃ ~6℃保存、应 24h 内输注。

9.2 单采新鲜冰冻血浆

9.2.1 储存温度:低于 −18℃。

9.2.2 保存期:同 9.1.2。

9.2.3 解冻后 2℃ ~6℃保存、应 24h 内输注。

9.3 冰冻血浆

9.3.1 储存温度:低于 −18℃。

9.3.2 保存期:自血液采集之日起 4 年。

9.3.3 解冻后 2℃ ~6℃保存、应 24h 内输注。

9.4 病毒灭活新鲜冰冻血浆(使用亚甲蓝-光化学法灭活病毒)

9.4.1 储存温度:低于 −18℃。

9.4.2 保存期:同 9.1.2。

9.4.3 解冻后 2℃~6℃保存、应 24h 内输注。

9.5 病毒灭活冰冻血浆（使用亚甲蓝-光化学法灭活病毒）

9.5.1 储存温度：低于 −18℃。

9.5.2 保存期：同 9.3.2。

9.5.3 解冻后 2℃~6℃保存、应 24h 内输注。

9.6 冷沉淀凝血因子

9.6.1 储存温度：低于 −18℃。

9.6.2 保存期：自血液采集之日起 1 年。

9.6.3 解冻后宜尽早输注。解冻后 2℃~6℃保存,应 24h 内输注。解冻并在开放系统混合后应 4h 内输注。

10 辐照血

10.1 辐照全血或辐照红细胞成分

10.1.1 储存温度：2℃~6℃。

10.1.2 保存期：全血和红细胞应在采集后 14d 内辐照,辐照后保存期 14d。

10.2 辐照血小板

10.2.1 储存条件：储存温度 20℃~24℃,并持续轻缓振摇。

10.2.2 保存期：辐照后保存期同 7.1.2,且不超过原保存期。

10.3 辐照粒细胞

10.3.1 储存条件：20℃~24℃。

10.3.2 保存期：同 8.2,且不超过原保存期。

附录 5 输血不良反应鉴别诊断标准及处理流程（2018 版）

输血不良反应定义及分级诊断标准

输血相关循环超负荷

- transfusion-associated circulatory overload（TACO）

输血相关急性肺损伤

- transfusion-related acute lung injury（TRALI）

输血相关呼吸困难

- transfusion-associated dyspnea（TAD）

过敏反应

- allergic reaction

输血相关低血压反应

- hypotensive transfusion reaction

非溶血性发热反应

- febrile non-hemolytic transfusion reaction（FNHTR）

急性溶血性输血反应

- acute hemolytic transfusion reaction（AHTR）

迟发性溶血性输血反应

- delayed hemolytic transfusion reaction（DHTR）

迟发性血清学反应

- delayed serologic transfusion reaction（DSTR）

输血相关性移植物抗宿主病

- transfusion-associated graft vs.Host disease（TAGVHD）

输血后紫癜

- post transfusion purpura（PTP）

感染性输血反应

* transfusion-transmitted infection（TTI）

其他 / 未知

* other/unknown

输血相关循环超负荷（TACO）

诊断标准

标准定义：输血停止后 6 小时内出现以下 3 个或 3 个以上症状的新发或恶化：

* 急性呼吸窘迫（呼吸困难、端坐呼吸、咳嗽）
* 脑钠肽升高（BNP）
* 中心静脉压升高（CVP）
* 左心衰竭
* 液体超负荷
* 肺水肿的影像学证据

严重性

不严重：需要医生进行干预（对症治疗等），但不干预不会导致患者身体功能的永久性损伤

严重：患者由于输血不良反应住院治疗或住院时间延长；或患者由于输血不良反应导致残疾或能力丧失；或为了避免患者身体功能损伤，必须进行医学干预

致命：患者需要升压药、气管插管、或转移到重症监护室等措施以避免死亡

死亡：输血不良反应导致了患者的死亡。当患者的死亡事件可能、很可能或确定由输血不良反应导致的情况均列入这一级别。如果患者死于输血以外的其他原因，则应根据患者的临床表现对其不良反应的严重程度进行分级

不确定：不良反应的严重程度未知或未进行描述

续表

输血相关性

确定:没有其他原因可以解释患者容量负荷的增加

很可能:输血是循环超负荷的可能因素,同时:

  1. 患者进行过其他液体的输注

  2. 患者有心脏功能不全的病史

可能:患者有心功能不全的病史,是导致循环超负荷最可能的原因

疑似:有较为明确的证据表明不良反应由输血以外的其他因素导致,但输血的原因并不能被排除

排除:有明确肯定的证据表明不良反应不是由输血导致的,输血的原因可以被排除

不确定:不良反应与输血之间的关系未知或者未进行描述

输血相关急性肺损伤(TRALI)

诊断标准

标准定义:以下 5 条同时满足

1. 患者输血前无急性肺损伤

2. 患者输血时或输血停止后 6 小时内出现新发急性肺损伤

3. 患者出现低氧血症:

  氧合指数(PaO_2/FiO_2)≤300mmHg

  或自然呼吸情况下血氧饱和度(SpO_2)<90%

  或低氧血症的其他临床表现

4. 影像学　X 线片显示双侧肺浸润

5. 无左心房高血压(即循环超负荷)

严重性

不严重:需要医生进行干预(例如:对症治疗),但不干预并不会导致患者身体功能的永久性损伤

严重:患者由于输血不良反应住院治疗或住院时间延长;或者患者由于输血不良反应导致残疾或能力丧失;或者为了避免患者身体功能损伤,必须进行医学干预

致命:患者需要升压药,气管插管,或转移到重症监护室等措施以避免死亡

死亡:输血不良反应导致了患者的死亡。当患者的死亡可能,很可能或确定由输血不良反应导致的情况均列入这一级别。如果患者死于输血以外的其他原因,则应根据患者的临床表现对其不良反应的严重程度进行分级

不确定:不良反应的严重程度未知或未进行描述

输血相关性

确定:不存在导致肺损伤的其他原因

可能:存在导致急性肺损伤的其他原因,例如:

直接肺损伤:机械通气、肺炎、有毒物质的吸入、肺挫伤、溺水;

间接肺损伤:严重的脓毒血症、休克、多发性创伤、烧伤、急性胰腺炎、心肺转流术、药物过量

疑似:有较为明确的证据表明不良反应由输血以外的其他因素导致,但输血的原因并不能被排除

排除:有明确肯定的证据表明不良反应不是由输血导致的,输血的原因可以被排除

不确定:不良反应与输血之间的关系未知或者未进行描述

输血相关呼吸困难(TAD)

诊断标准

标准定义:输血停止后24小时内发生的急性呼吸困难。同时排除过敏反应、TACO、TRALI等导致呼吸困难的其他原因

严重性

不严重:需要医生进行干预(例如:对症治疗),但不干预并不会导致患者身体功能的永久性损伤

严重:患者由于输血不良反应住院治疗或住院时间延长;或者患者由于输血不良反应导致残疾或能力丧失;或者为了避免患者身体功能损伤,必须进行医学干预

致命:患者需要升压药,气管插管,或转移到重症监护室以避免死亡

死亡:输血不良反应导致了患者的死亡。当患者的死亡可能,很可能或肯定由输血不良反应导致的情况均列入这一级别。如果患者死于输血以外的其他原因,则应根据患者的临床表现对其不良反应的严重程度进行分级

不确定:不良反应的严重程度未知或未进行描述

输血相关性

确定:患者的症状不能用其他原因来解释

很可能:患者的症状有其他的原因可以解释,但输血是可能性最大的原因

可能:患者的症状很有可能由输血以外的其他原因导致,但输血不能被排除

疑似:有较为明确的证据表明不良反应由输血以外的其他因素导致,但输血的原因不能被排除

排除:有明确肯定的证据表明不良反应不是由输血导致的,输血的原因可以被排除

不确定:不良反应与输血之间的关系未知或者未进行描述

过 敏 反 应

诊断标准

标准定义：输血时或输血停止后4小时内出现以下2个或2个以上症状：结膜水肿、嘴唇/舌头/悬雍垂水肿、皮肤红斑和眶周水肿、面部潮红、低血压、局部血管神经性水肿、斑丘疹、皮肤瘙痒、呼吸困难/支气管痉挛、荨麻疹

很可能：输血时或输血结束后4小时内出现以下任何1种症状：结膜水肿、嘴唇/舌头/悬雍垂水肿、皮肤红斑和眶周水肿、局部血管神经性水肿、斑丘疹、皮肤瘙痒、荨麻疹

严重性

严重，致命，死亡：

累及呼吸系统和（或）心血管系统，出现过敏反应。除了皮肤黏膜症状，会出现气道症状、低血压、或其他相关症状，如肌无力和晕厥

呼吸系统的症状出现在喉部（喉咙紧、吞咽困难、发音困难、声音嘶哑、喘鸣）或肺部（呼吸困难、咳嗽、气喘、支气管痉挛、低氧血症）。这些反应通常在输血时在或输血停止后不久出现

当患者的死亡可能、很可能或肯定由输血不良反应导致的情况均列入死亡。如果患者死于输血以外的其他原因，则应根据患者的临床表现对其不良反应的严重程度进行分级

不确定：不良反应的严重程度未知或未进行描述

不严重：患者暂时没有生命危险，对症治疗后症状能够迅速改善

输血相关性

确定:输血时或者输血停止后 2 小时之内发生,不存在其他环境、药物或饮食等导致过敏的危险性因素

很可能:输血时或输血停止后 2 小时之内发生,患者的症状有其他的原因可以解释,但输血是可能性最大的原因

可能:发生于输血停止后 2~4 小时或者患者的症状很有可能是其他原因导致的,但输血的原因不能被排除

疑似:有明确的证据表明患者的症状由其他原因导致,但输血的原因不能被排除

排除:证据表明不良反应不是由输血导致的,输血的原因可以被排除

不确定:不良反应与输血之间的关系未知或者未进行描述

输血相关低血压反应

诊断标准

标准定义:排除其他原因引起的低血压,患者输血时或输血停止后 1 小时内出现血压降低。

血压降低标准:

- 成年人(≥18 岁):收缩压降低≥30mmHg 且收缩压≤80mmHg
- 婴儿、儿童、青少年(1~18 岁):收缩压降低幅度超过标准血压值的 25%(例如:收缩压从 120mmHg 降低到 90mmHg 以下)
- 新生儿和小婴儿(<1 岁或体重 <12kg):任一血压测量值降低幅度超过标准血压值的 25%(例如:平均动脉压)

可能:出现低血压,但未到达上述数值标准

严重性

不严重:不需要停止输血,也不需要采取处理措施,不会对患者造成永久性的损伤

严重:低血压反应造成患者住院治疗或住院时间延长,或者造成患者永久性的功能损伤(例如脑损伤),且患者不需要使用血管升压药

致命:患者需要使用血管升压药物

死亡:输血不良反应导致患者死亡。当患者的死亡可能,很可能或确定由输血不良反应导致的情况均列入这一级别。如果患者死于输血以外的其他原因,则应根据患者的临床表现对其不良反应的严重程度进行分级

不确定:不良反应的严重程度未知或未进行描述

输血相关性

确定:输血开始后15分钟内发生,停止输血、循环支持后患者的症状在10分钟内可迅速缓解,且没有其他原因可以解释患者的血压降低

很可能:血压降低发生于患者输血开始后15分钟至输血结束后1个小时之内或停止输血/采取循环支持后患者的症状没有迅速缓解或存在其他可能导致患者血压降低的原因,但输血的可能性最大

可能:存在其他原因可以合理解释的患者血压降低

疑似:有明确的证据表明患者的症状由其他原因导致,但输血的原因不能被排除

排除:证据表明不良反应不是由输血导致的,输血的原因可以被排除

不确定:不良反应的严重程度未知或未进行描述

非溶血性发热反应(FNHTR)

注意:没有体温的变化,仅出现畏寒或寒战的情况也属于 FNHTRs

诊断标准

标准定义:输血时或输血停止后 4 小时内患者出现以下任意一条

1. 发热　患者体温达到或超过 38℃或者较输血前升高 1℃或 1℃以上

2. 畏寒、寒战

可能:怀疑为 FNHTR,但患者症状不足以满足以上的标准,其他不良反应的定义也不适用

严重性

不严重:需要医疗干预(例如对症治疗),但不干预也不会导致患者出现身体功能的永久性损伤

严重:患者由于输血不良反应住院治疗或住院时间延长或患者由于输血不良反应导致残疾或能力丧失或为避免患者出现身体功能损伤,必须进行医学干预

致命:患者输血后必须进行一些干预措施来避免死亡(升压药,气管插管,或转移到重症监护室)

死亡:输血不良反应导致患者死亡。当患者的死亡可能、极有可能或者肯定由输血不良反应导致时均应归入这一类别。如果患者死于输血以外的其他原因,则应根据患者的临床表现对其不良反应的严重程度进行分级

不确定:不良反应的严重程度未知或者未进行描述

输血相关性

确定:患者的体征或症状不能用其他原因来解释

很可能:患者的体征或症状有其他的原因可以解释,但输血是可能性最大的原因

续表

可能:患者的症状很有可能由输血以外的其他原因导致,但输血不能被排除

疑似:有明确的证据表明患者的症状由其他原因导致,但输血的原因不能被排除

排除:证据表明不良反应不是由输血导致的,输血的原因可以被排除

不确定:不良反应与输血之间的关系未知或未进行描述

急性溶血性输血反应(AHTR)

诊断标准

标准定义:同时满足第1条和第2条以及第3条中任何一条

1. 输血时或者输血停止后24小时内患者出现以下任何一种体征或症状:腰背痛、寒战、DIC、鼻出血、发热、血尿、低血压、少尿/无尿、输血部位疼痛或渗出、肾衰竭

2. 患者出现以下两种或两种以上症状:纤维蛋白原降低、结合珠蛋白降低、胆红素升高、乳酸脱氢酶LDH升高、血红蛋白血症、血红蛋白尿、血浆变色(溶血)、血涂片可见球形红细胞

3.1 免疫介导 抗IgG或抗C3直接抗人球蛋白试验(DAT)阳性、输注的红细胞同种抗体洗脱试验阳性

3.2 非免疫介导 血清学检测阴性,但确定存在可以导致溶血的物理性原因(例如:热,渗透,机械,化学等)

很可能:患者的症状符合急性溶血反应的症状体征,以及以下2条之一:

1. 免疫介导 物理性因素被排除,血清学证据不够充分

2. 非免疫介导 血清学检测阴性,可能存在导致溶血的物理性因素

可能:输血后24小时内怀疑出现急性溶血反应,但患者的症状、体征及检测结果未达到上述诊断标准

严重性

不严重：需要医生进行干预（例如：对症治疗），但不干预并不会导致患者身体功能的永久性损伤

严重：患者由于输血不良反应住院治疗或住院时间延长；或者患者由于输血不良反应导致残疾或能力丧失；或者为了避免患者身体功能损伤，必须进行医学干预

致命：患者需要升压药，气管插管，或转移到重症监护室等措施以避免死亡

死亡：输血不良反应导致了患者的死亡。当患者的死亡可能，很可能或确定由输血不良反应导致的情况均列入这一级别。如果患者死于输血以外的其他原因，则应根据患者的临床表现对其不良反应的严重程度进行分级

不确定：不良反应的严重程度未知或未进行描述

输血相关性

确定：已知存在 ABO/ 其他血型抗原不相合，或者患者溶血只可能由输血原因导致

很可能：有其他的原因可以解释患者溶血的症状，但输血是可能性最大的原因

可能：患者的溶血症状更可能由输血以外的其他原因导致，但输血不能被排除

疑似：有明确的证据表明患者的症状由其他原因导致，但输血的原因不能被排除

排除：证据表明不良反应不是由输血导致的，输血的原因可以被排除

不确定：不良反应与输血之间的关系未知或者未进行描述

迟发性溶血性输血反应(DHTR)

诊断标准

标准定义:同时满足第 1 条和第 2 条中任何一条以及第 3 条中任意一条

1. 输血停止后 24 小时至 28 天内直接抗人球蛋白试验阳性

2.1　输注的红细胞同种抗体洗脱试验阳性

2.2　受血者血浆中有新检测到的红细胞同种抗体

3.1　输血后患者血红蛋白升高没有达到预计值或者迅速降低到输血前的水平

3.2　其他原因　不能对球形红细胞形态进行解释

很可能:输血停止后 24 小时至 28 天内可以检测到新出现的红细胞同种抗体,但实验检测结果不够充分

可能:怀疑患者出现 DHTR,但其的症状、检测结果等未达到上述诊断标准

注意:患者可能没有症状或者患者的症状与 AHTR 类似,但较为轻微。因此不要求患者的症状一定要符合病例定义的标准

严重性

不严重:需要医生进行干预(例如:对症治疗),但不干预并不会导致患者身体功能的永久性损伤

严重:患者由于输血不良反应住院治疗或住院时间延长;或者患者由于输血不良反应导致残疾或能力丧失;或者为了避免患者身体功能损伤,必须进行医学干预

致命:患者需要升压药,气管插管,或转移到重症监护室等措施以避免死亡

死亡:输血不良反应导致了患者的死亡。当患者的死亡可能,很可能或确定由输血不良反应导致的情况均列入这一级别。如果患者死于输血以外的其他原因,则应根据患者的临床表现对其不良反应的严重程度进行分级

不确定:不良反应的严重程度未知或未进行描述

续表

输血相关性

确定：患者的症状或者患者新出现的同种抗体不能用其他原因来解释

很可能：有其他的原因可以解释患者的症状体征，但输血是可能性最大的原因

可能：患者的症状体征很有可能由输血以外的其他原因导致，但输血不能被排除

疑似：有明确的证据表明患者的症状由其他原因导致，但输血的原因不能被排除

排除：证据表明不良反应不是由输血导致的，输血的原因可以被排除

不确定：不良反应与输血之间的关系未知或未进行描述

迟发性血清学反应（DSTR）

诊断标准

标准定义：患者无溶血的临床症状，可检测到新出现的、有临床意义的红细胞抗体（直接抗人球蛋白试验阳性或者红细胞抗体筛查阳性）

严重性

不确定：该反应的定义不涉及患者的临床症状，无法进行严重程度的分级

输血相关性

确定：输血停止后24小时至28天检测到新出现的同种抗体，本次输血是血清转化的唯一原因

很可能：输血停止后24小时至28天检测到新出现的同种抗体。存在可能导致患者出现血清转化（如既往输血或怀孕）的其他原因，但此次输血的可能性最大

可能:输血停止后24小时至28天检测到新出现的同种抗体,患者的血清转化最可能由其他暴露原因导致

疑似:证据表明患者的血清转化是其他暴露原因导致的,但是此次输血的原因不可以被排除

排除:证据表明不良反应不是由输血导致的,输血的原因可以被排除

不确定:不良反应与输血之间的关系未知或未进行描述

输血相关移植物抗宿主病（TAGVHD）

诊断标准

标准定义:同时满足第1条和第2条

1. 输血停止后2天至6周出现以下临床症状:

- 特征性皮疹:红斑,丘疹等爆发性的从躯干蔓延到四肢,严重时可出现全身广泛的红皮病和血疱

- 腹泻

- 发热

- 肝大

- 肝功能异常（ALT、AST、碱性磷酸酶、胆红素升高）

- 骨髓再生障碍性贫血

- 全血细胞减少

2. 皮肤和肝脏活检有特征性的组织学表现

很可能:有符合条件的临床症状但患者活检阴性或者未做活检

严重性

严重:患者临床症状明显,治疗效果显著

致命:患者症状严重,需要挽救生命的治疗手段（例如:免疫抑制等）

续表

死亡:输血不良反应导致了患者的死亡。当患者的死亡可能,很可能或肯定由输血不良反应导致的情况均列入这一级别。如果患者死于输血以外的其他原因,则应根据患者的临床表现对其不良反应的严重程度进行分级

不确定:不良反应与输血之间的关系未知或未进行描述

输血相关性

确定:没有其他诊断可以解释患者的白细胞嵌合现象

很可能:存在白细胞嵌合现象但该现象可由其他原因解释(例如:干细胞移植等)

可能:没有白细胞嵌合现象或者未做该项检测或者患者的白细胞嵌合现象更有可能是其他原因引起的(例如:器官移植等)

疑似:有明确的证据表明患者的症状由其他原因导致,但输血的原因不能被排除

排除:证据表明不良反应不是由输血导致的,输血的原因可以被排除

不确定:不良反应与输血之间的关系未知或者未进行描述

输血后紫癜(PTP)

诊断标准

标准定义:同时满足以下 2 条

1. 血小板计数较输血前降低 80% 以上

2. 可检测到血小板 HPA 抗体或其他血小板特异性抗体

很可能:同时满足以下 2 条

1. 血小板计数较输血前降低幅度在 20%~80% 之间

2. 可检测到血小板 HPA 抗体或其他血小板特异性抗体

续表

可能:

怀疑为 PTP,但实验室结果不足以满足上述标准。

例如,患者血小板计数较输血前降低 20%,但未检测血小板抗体或测试结果阴性

严重性

不严重:需要医生进行干预(例如:对症治疗等),但不干预并不会导致患者身体功能的永久性损伤

严重:患者由于输血不良反应住院治疗或住院时间延长;或者患者由于输血不良反应导致残疾或能力丧失;或者为了避免患者身体功能损伤,必须进行医学干预

致命:患者需要升压药,气管插管,或转移到重症监护室等措施以避免死亡

死亡:输血不良反应导致了患者的死亡。当患者的死亡可能,很可能或确定由输血不良反应导致的情况均列入这一级别。如果患者死于输血以外的其他原因,则应根据患者的临床表现对其不良反应的严重程度进行分级

不确定:不良反应的严重程度未知或未进行描述

输血相关性

确定:发生于输血后 5~12 天,且没有其他原因可以解释患者血小板的减少

很可能:没有发生在输血后 5~12 天或者有其他可能的原因可以解释患者血小板的减少,但是相比之下,输血是可能性最大的原因

可能:血小板减少可能由其他原因导致,但输血不能够被排除

疑似:证据表明患者血小板减少由其他原因导致,但输血不能够被排除

排除:证据表明不良反应不是由输血导致的,输血的原因可以被排除

不确定:不良反应的严重程度未知或未进行描述

输血相关感染（TTI）

诊断标准

标准定义: 受血者病原体检测阳性

可能: 不明原因的临床症状与感染同时发生,但受血者病原体检测阴性

严重性

不严重: 需要医疗干预（例如对症治疗等）,但不干预也不会导致患者出现身体功能的永久性损伤

严重: 患者由于输血不良反应住院治疗或住院时间延长,患者由于输血不良反应导致残疾或能力丧失,为避免患者出现身体功能损伤,必须进行医学干预

致命: 患者需要升压药,气管插管,或转移到重症监护室等措施以避免死亡

死亡: 输血不良反应导致患者死亡

不确定: 不良反应的严重程度未知或者未进行描述

输血相关性

确定: 同时满足第 1 条和第 2 条及第 3 条中任意一条

1. 满足以下 1 条或 1 条以上:

- 输注血液中可以检测到病原体
- 献血者可以检测到病原体
- 同一血液的其他血液成分可以检测到病原体
- 输注同一血液其他成分的受血者可以检测到病原体

2. 受血者没有其他的暴露风险

3.1　有证据表明受血者在输血前没有感染此种病原体

3.2　对该病原体菌株分子或扩展表型的统计学分析结果显示具有相关性（$P<0.05$）

很可能: 同时满足以下 2 条

1. 满足以下 1 条或 1 条以上:

- 输注血液中可以检测到病原体

- 献血者可以检测到病原体
- 同一血液的其他血液成分可检测到病原体
- 接受同一血液其他成分的受血者可以检测到病原体

2. 有证据表明受血者在输血前没有感染此种病原体或受血者没有其他的暴露风险

可能:不符合其他任何一种情况或者不符合该分级标准

疑似:受血者在输血前已经感染了病原体或者有明确的证据表明感染由其他原因导致,但输血的原因不能被排除

排除:满足以下2条任意1条

1. 同时满足下列条件 输注的血液病原体检测阴性、献血者病原体检测阴性、该血液的其他血液成分病原体检测阴性

2. 有十分肯定的证据表明感染由其他原因导致,输血原因可以被排除

不确定:不良反应与输血之间的关系未知或者未进行描述

其他或未知

其他:患者发生了未在标准中规定的不良反应,如:输血相关急性肠损伤(TRAGI)、输血相关性免疫调节(TRIM)、铁超负荷、高钾血症,血栓形成等

未知:病人出现输血相关的不良症状,但不能确定是何种输血不良反应

诊断标准

不适用:CDC尚未进行明确定义,以"N/A"形式进行上报

严重性

不严重:需要医疗干预(例如对症治疗等),但不干预也不会导致患者出现身体功能的永久性损伤

严重:患者由于输血不良反应住院治疗或住院时间延长;患者由于输血不良反应导致残疾或能力丧失;为避免患者出现身体功能损伤,必须进行医学干预

致命:患者需要升压药,气管插管,或转移到重症监护室等措施以避免死亡

死亡:输血不良反应导致患者死亡。当患者的死亡可能、很可能或确定由输血不良反应导致时均应归入这一类别

不确定:不良反应与输血之间的关系未知或者未进行描述

输血相关性

确定:有确凿的证据表明不良反应是由于输血导致

很可能:有较为明确的证据表明不良反应是由输血导致

可能:不能确定不良反应是否由输血导致

疑似:证据表明不良反应由输血以外的其他原因导致,但输血不能被排除

排除:有十分肯定的证据表明患者血小板减少由其他原因导致,输血原因可以被排除

不确定:不良反应与输血之间的关系未知或者未进行描述

输血不良反应症状诊断处理流程

注:疑似发生输血不良反应,应立即遵循以下原则进行初步处理:

1. 停止输血

2. 维持静脉通路

3. 检查患者生命体征

4. 重新核对患者

5. 通知医生和输血科

一、发热：患者体温达到或超过 38℃或者较输血前升高 1℃或 1℃以上

症状体征	初步诊断	处理方式	后续检查	确诊结果
1. 体温低于39℃ 2. 除畏寒、寒战无其他异常症状	非溶血性发热反应	1. 对症处理，密切观察生命体征 2. 患者症状稳定，没有其他新的症状，经医生允许，可继续输血	无	
1. 体温低于39℃，除畏寒寒战外，患者出现低血压等其他异常症状 2. 体温高于39℃	1. 非溶血性发热反应 2. 细菌污染 3. 急性溶血反应	1. 停止继续输血 2. 密切监测患者血压、肾功能、DIC 3. 对症处理：退热剂 4. 怀疑细菌污染，可以经验性使用抗生素	1. 考虑患者血培养 2. 将输血管路和3~5ml血样送至输血科 3. 如果体温升高≥2℃或怀疑临床高度怀疑脓毒症，则强烈建议对输注血液制品进行细菌培养 4. 怀疑发生溶血反应（尿液、血浆呈红色）：血型检测、抗筛、DAT、肌酐、胆红素、LDH、INR、APTT、纤维蛋白原、血浆血红蛋白、结合珠蛋白、尿液检查等溶血反应相关检测	

二、皮疹瘙痒

症状体征	初步诊断	处理方式	后续检查	确诊结果
1. 轻度皮疹（<2/3 体表面积） 2. 轻度皮肤瘙痒 3. 无其他异常症状	轻度过敏反应	1. 抗过敏处理，如果症状消失，经医生允许，则可以恢复输血 2. 如果症状没有改善或恶化，复发，则停止输血	无	
1. 中度皮疹（<2/3 体表面积） 2. 中度瘙痒 3. 无其他异常	中度过敏反应	1. 抗过敏处理 2. 停止继续输血	无	
1. 重度皮疹（>2/3 体表面积） 2. 重度瘙痒 3. 出现其他异常症状：低血压，呼吸困难，咽喉肿胀等	1. 重度过敏反应 2. 过敏性休克	1. 抗过敏处理：抗组胺药、糖皮质激素 2. 停止继续输血 3. 出现休克，给予肾上腺素 4. 需要时可给患者输注洗涤红细胞或 IgA 阴性血液	1. 将 3~5ml 血样和输血管路送至输血科 2. 血型、抗筛、DAT、相容性检测等常规实验室检测 3. 建议进行患者 IgA 缺陷检查	

三、呼吸困难

症状体征	初步诊断	处理方式	后续检查	确诊结果
以高血压为特点	TACO	1. 停止继续输血，维持静脉通路 2. 咨询医生 3. 给氧进行呼吸支持 4. 注射利尿剂 5. 患者体位：头高脚低位	1. 将3~5ml血样和输血管路送至输血科 2. 胸部X线片检查双侧肺间质浸润情况 3. 检查有无左心房高压等体液过载的证据	
以低血压为特点	1. TRALI 2. 细菌污染（脓血症） 3. 溶血反应 4. 过敏性休克	1. 停止继续输血 2. 对症治疗（肾上腺素、抗组胺药、类固醇，给予氧和呼吸支持，维持血压和心脏支持等） 3. 如果怀疑细菌污染，应立即给予抗生素 4. 怀疑出现过敏性休克，给予肾上腺素	4. 高度怀疑TRALI，建议进行供受者HLA/HNA分型及抗体检测（经输血科医生进行讨论决定） 5. 高度怀疑患者血液和输注血液进行行血培养 6. 怀疑发生溶血反应（尿液、血浆呈红色）：血型检测，抗筛、DAT、肌酐、胆红素、LDH、APTT、血浆血红蛋白、尿液检查等溶血反应相关检测	
以呼吸困难为唯一临床特征	TAD	1. 停止继续输血 2. 对症治疗		

四、溶血症状

症状体征	初步诊断	处理方式	后续检查	确诊结果
血管内溶血：输血后 24 小时内患者出现黄疸、血红蛋白降低、腰背疼痛、酱油色尿等	急性溶血反应	1. 停止继续输血、维持静脉通路 2. 重新核对患者 3. 维持患者尿量 4. 关注 DIC 和患者的出血状况	1. 立即通知输血科 2. 将 3~5ml 血样和输血管路送至输血科 3. 将输血后第一袋尿液标本送至输血科 4. 溶血相关实验室检测：血电解质、肌酐、胆红素、LDH、结合珠蛋白、血型、抗筛、DAT、相容性检测等	
血管外溶血：输血后 24 小时至 2 周出现	迟发性溶血反应	1. 密切监测患者 2. 必要时可输注抗原阴性红细胞	1. 将 2~5ml 血样和输血管路送至输血科 2. 溶血相关实验室检测：血电解质、肌酐、胆红素、LDH、结合珠蛋白、血型、抗筛、DAT、相容性检测等	

五、低血压

症状体征	初步诊断	处理方式	后续检查	确诊结果
输血过程中出现突发性血压降低	输血相关低血压反应	1. 停止继续输血，维持静脉通路 2. 患者体位 头低脚高位 3. 输注生理盐水 4. 必要时可使用升压药物 5. 停止继续输血，患者血压可恢复	1. 将3~5ml血样和输血管路送至输血科 2. 血型、抗筛、DAT、相容性检测等常规实验室检测	

六、血小板减少

症状体征	初步诊断	处理方式	后续检查	确诊结果
血小板计数较输血前降低 80% 以上	输血后紫癜	1. 咨询血液病医生 2. 首选静脉注射用免疫球蛋白 3. 使用血小板抗原阴性的血液	1. 将 3~5ml 血样和输血管路送至输血科 2. 血型、抗筛、DAT、相容性检测等常规实验室检测 3. 进行血小板同种抗体的检测：患者血小板抗原缺乏，存在血小板抗体(HPA-1a 占 70%)	

七、高热、特征性皮疹、全血细胞减少

症状体征	初步诊断	处理方式	后续检查	确诊结果
输血后2天至6周出现以下临床症状：特征性皮疹、腹泻、发热、肝肿大、肝功能异常、骨髓再生障碍性贫血、全血细胞减少	输血相关移植物抗宿主病（TAGVHD）	1. 咨询血液病医生 2. 进行循环支持 3. 可尝试进行免疫抑制治疗 4. 干细胞移植 5. 死亡率高，目前尚无有效治疗手段，预防为主，建议高危受血者使用辐照血	1. 将3~5ml血样和输血管路送至输血科 2. 进行供血者和受血者HLA配型 3. 进行皮肤组织活检：皮肤和肝脏活检是否有特征性的组织学表现（典型特征包括界面淋巴细胞浸润与basil细胞空泡化） 4. 血型、抗筛、DAT、相容性检测等常规实验室检测	